Roger Rios Escobar
Leydis Suárez Ramos
Miralis Cabreja Heredia

INTERVENCIÓN EDUCATIVA Y ALGORITMOS PARA EL CARCINOMA CUTÁNEO

Roger Rios Escobar
Leydis Suárez Ramos
Miralis Cabreja Heredia

INTERVENCIÓN EDUCATIVA Y ALGORITMOS PARA EL CARCINOMA CUTÁNEO

CARCINOMA CUTÁNEO PUEDE SER PREVISIBLE

Editorial Académica Española

Imprint
Any brand names and product names mentioned in this book are subject to trademark, brand or patent protection and are trademarks or registered trademarks of their respective holders. The use of brand names, product names, common names, trade names, product descriptions etc. even without a particular marking in this work is in no way to be construed to mean that such names may be regarded as unrestricted in respect of trademark and brand protection legislation and could thus be used by anyone.

Cover image: www.ingimage.com

Publisher:
Editorial Académica Española
is a trademark of
Dodo Books Indian Ocean Ltd. and OmniScriptum S.R.L publishing group

120 High Road, East Finchley, London, N2 9ED, United Kingdom
Str. Armeneasca 28/1, office 1, Chisinau MD-2012, Republic of Moldova, Europe
Printed at: see last page
ISBN: 978-613-9-43947-8

INTERVENCIÓN EDUCATIVA Y ALGORITMOS PARA EL CARCINOMA CUTÁNEO

CARCINOMA CUTÁNEO PUEDE SER PREVENIBLE

PROLOGO.

Las intervenciones de medicina y enfermería son un marco para lograr el conocimientos del carcinoma basocelular que afecta a una población determinada para mitigar los riesgos de padecerlas o para logra un mejoramiento personal esto conlleva a la realización de una intervención educativa y algoritmo para la atención integral a pacientes con carcinoma basocelular, que incluye: secuencia de acciones, funciones del personal médico y paramédico, métodos preventivos y terapéuticos, medios diagnósticos y el modo de seguimiento clínico. Se estableció un consenso sobre el fundamento teórico y práctico de la intervención educativa y del uso del algoritmo mediante la variante Delphi del método de expertos y se capacitó el personal de la salud involucrado en su implementación. Para el tema; se realizó un análisis crítico de los métodos establecidos en la ciudad de nuevitas, se revisó la literatura nacional e internacional especializada en Camagüey para la prevención, diagnóstico y tratamiento de la enfermedad. Los resultados que se obtendrán con la implementación de la estrategia educativa y el algoritmo demostraron su efectividad en la atención integral a los enfermos con carcinoma basocelular, debido a que se garantizara la prevención, el diagnóstico precoz, el examen físico adecuado, el tratamiento correcto, la notificación, el seguimiento clínico periódico y la remisión de los pacientes complicados, con la aparición de escasas complicaciones.

INTRODUCCIÓN

La piel es una capa que cubre el cuerpo humano, protege del calor, la luz, heridas e infecciones. El cuerpo humano está formado por células muy pequeñas que crecen y mueren de manera controlada. A veces estas células se siguen multiplicando, creciendo sin control, causando un tejido anormal llamado tumor. Cada dos cánceres que se diagnostican, aproximadamente uno es de piel. La mayoría de los cánceres de piel ocurren después de los 50 años, pero los efectos dañinos del sol empiezan desde la infancia, por eso se debe proteger la piel desde niños para prevenir daños futuros. Los más frecuentes son los no melanomatosos, que presentan dos variedades: carcinoma basocelular (80 %) y espinocelular (20 %). [1]

El carcinoma basocelular (CBC) se considera un tumor maligno localmente invasivo, agresivo y destructivo, pero que raramente metastiza (<0.1%). Se relacionan con las radiaciones ultravioletas y menos frecuentemente con otras causas. Están involucradas mutaciones de distintos genes, entre las que se destaca la del gen supresor de tumor Patched en el cromosoma 9q 22. El aspecto clínico-patológico y el comportamiento biológico del Carcinoma Basocelular, dependen de la interacción entre el epitelio y el estroma que lo rodea. [1,2]

El CBC actualmente no es considerado una amenaza para la vida en los pacientes, pero representan gran impacto económico en los servicios de salud y días laborables perdidos. También hay una afectación psicológica, se ve involucrada la autoestima del paciente ya que éstos, pueden aparecer en lugares visibles de la cara. [1, 2,3]

Pese a tratarse de un tumor maligno metastiza excepcionalmente. Esto hace que también se denomine "Epitelioma Basocelular o Basalioma", haciendo referencia a su carácter más benigno, en relación con otros cánceres cutáneos donde las metástasis si son frecuentes, como ocurre con el Carcinoma Epidermoide. [1, 2, 3,4]

Cada dos cánceres que se diagnostican, aproximadamente uno es de piel. Algunos países como Estados Unidos y Colombia lo reportan en el primer lugar de incidencia de cáncer, con mortalidad baja, pero morbilidad significativa.

En Estados Unidos se reporta una tasa de 16.8 x 1000 Hab. En Europa aparecen cada año 250000 nuevos casos de epiteliomas, los países más afectados son Australia y Nueva Zelanda, actualmente considerado como un grave problema por su elevada frecuencia. [4,5]

En los últimos 50 años, los países de América Latina y el Caribe, han experimentado cambios demográficos y epidemiológicos, que provocan un aumento absoluto de las personas que padecen la enfermedad. Cuba se sitúa actualmente, dentro de los países de América Latina y el Tercer Mundo con mayor incidencia del cáncer de piel no melanomatosos, mostrando una tasa de 55,46 por 100 000 habitantes. El cáncer de piel es, sin lugar a duda, uno de los tipos de cáncer más comunes. De hecho, representa cerca del 50% de todos los tumores que se diagnostican anualmente en el mundo. En Perú, según GLOBOCAN 2020, cada año se diagnostican cerca de 1300 nuevos casos de cáncer de piel tipo melanoma. Por ello, es importante involucrarnos todos en una cultura de prevención que reduzca la incidencia de esta enfermedad y ayude generar conciencia sobre la detección temprana y su tratamiento oportuno. [6]

En Cuba el ministerio de salud pública en su libro Prevención, diagnóstico y tratamiento del cáncer de piel, resalta que, es el tipo más frecuente de las neoplasias cutáneas. En 2017 se diagnosticaron 3956 nuevos casos en el sexo masculino con una tasa cruda de 70,6 y una tasa ajustada a la población mundial de 40,3 por 100 000 habitantes; así como 3853 casos en el sexo femenino con una tasa cruda de 68,3 y una tasa ajustada a la población mundial de 38 por 100 000 mujeres.

En 2017 fueron reportados 4817 nuevos casos de carcinoma espinocelular (37,4 % del total de cáncer de piel), lo que representó un 15 % más de lo notificado en 2015. La incidencia para el sexo masculino fue de 2726 casos, una tasa cruda de 48,7 por 100 000 y una ajustada a la población mundial de 27 por 100 000 hombres. Para las mujeres la incidencia fue menor, con 2091 casos nuevos, una tasa cruda de 37 por 100 000 y una ajustada a la población de 18,6 por 100 000 mujeres. [7,8.9]

Las estadísticas indican que el cáncer de piel es el más frecuente [8] y que su incidencia aumenta en proporciones epidémicas a nivel mundial. En Colombia, las tasas nacionales pasaron de 23 casos por cada 100 mil habitantes en el 2008, a 41 casos por cada 100 mil habitantes en el 2012. Cuba no es la excepción, pues se han notificado más de 8 000 casos entre 2011, [9] y 2014, cifra que, según el Anuario Estadístico de Salud de 2017, [10] ascendió a 10 995. En Villa Clara, de las 3 127 tumoraciones con pronósticos complejos informadas en el año 2017, 1 505 casos correspondieron a neoplasias de piel, [11] que también resultaron el tipo de cáncer de mayor incidencia a este nivel.

Este tipo de neoplasia constituye un problema de salud, no solo por su alta incidencia, sino también por las negativas implicaciones estéticas, morfológicas y funcionales de la terapia quirúrgica para los pacientes, además del elevado costo del tratamiento debido a la necesidad de reintervenciones por las frecuentes recidivas de estos tumores. [9]

Las campañas de educación para la salud dan lugar a diagnósticos y tratamientos tempranos con disminución de la mortalidad; esto puede frenar el aumento en la frecuencia de esta neoplasia ya que depende en gran medida de factores modificables. El cáncer de piel no ha sido una prioridad de la salud pública, en parte debido a las bajas tasas de mortalidad, cercanas al 1 por cada 100 000 personas al año. No obstante se han descrito cómo esta patología genera una alta carga para la salud pública, por su efecto sobre la morbilidad y los costos ocasionados al sistema sanitario. [10,11]

El principal pilar que debe regir la calidad de la atención médica hacia los sujetos que padecen de cáncer cutáneo no melanoma toso, consiste en poder realizar un diagnóstico precoz, que permita instaurar un tratamiento oportuno, correcto y eficaz, con el que se elimine el proceso neoplásico maligno de la piel y se logre el adecuado seguimiento del paciente, asociado a la pertinente búsqueda de otras lesiones cutáneas pre malignas y malignas, que muchas veces pasan inadvertidas para el enfermo y que a mediano o largo plazo propiciarán la aparición de nuevos procesos tumorales de la piel y sobre las que hay que actuar de forma rápida, para evitar futuras complicaciones. [1, 7, 9, 10,12]

Con este problema identificado en el diagnóstico de un gran número de pacientes con esta enfermedad en Nuevitas los cuales se trasladan hacia la ciudad de Camagüey para recibir tratamiento o en otras del país nos motivamos a realizar una intervención educativa en relación al conocimiento de la enfermedad y un algoritmo para el diagnóstico y tratamiento del carcinoma basocelular y la capacitación del personal de salud y a los pacientes en edades comprendidas   de 20 a 58 años en el desarrollo de prácticas que contribuyan a disminuir esta problemática y a mejor calidad de vida de nuestra población.

Problema de investigación ¿Cómo lograr el conocimiento del carcinoma basocelular en la población que genere un adecuado comportamiento y confiablidad en el uso adecuado de tratamientos especializados?

Hipótesis de la investigación: una intervención educativa para contrarrestar los efectos del carcinoma basocelular en la población, sus medidas preventivas y un algoritmo, permitirá la atención integral a estos enfermos.

Objetivo general

Aplicar una intervención educativa y algoritmo para la atención integral a pacientes con carcinoma basocelular.

Objetivos específicos

1-Caracterizar el carcinoma basocelular en pacientes pertenecientes al policlínico Francisco Peña Peña de Nuevitas Camagüey.

2-Implementar una intervención educativa y los algoritmos en relación al carcinoma basocelular.

3. Valorar la efectividad de la intervención educativa y los algoritmos en relación al carcinoma basocelular.

Para la realización de la investigación se llevó a cabo mediante los siguientes:

Métodos de investigación

Se realizó un estudio cuasi experimental con la población

Nivel teórico

•Histórico-lógico, para conocer la evolución y el desarrollo del conocimiento científico sobre el carcinoma basocelular, así como los principios que rigen su esencia.

•Hipotético-deductivo, para confeccionar la hipótesis e inferir las conclusiones.

•Analítico-sintético, para realizar el análisis crítico de las fuentes documentales empleadas, conocer las particularidades del objeto de estudio y establecer, de manera sintética, la adecuada interrelación de los elementos que lo integran.

•Comparativo, para establecer las analogías y diferencias del objeto de estudio antes y después de implementar la intervención educativa y los algoritmos.

•Sistémico, para considerar elementos y vínculos presentes en el objeto de estudio, de forma que atienda al todo y las partes, con énfasis en las sinergias.

Del nivel empírico:

•Observación, para recoger la información primaria acerca de los pacientes y el proceso de asistencia médica.

•Medición, para obtener valores sobre las cualidades del objeto de estudio y procesar los datos obtenidos a través de métodos estadísticos.

•Cuasiexperimento (antes-después) sin grupo control, para evaluar la efectividad de la intervención educativas y de los algoritmos.

Beneficios esperados
Aporte científico
• Intervención educativa a pacientes con carcinoma basocelular y la aplicación del algoritmo en pacientes pertenecientes al Policlínico Francisco Peña Peña de Nuevitas Camagüey.

Una adecuada interrelación entre las acciones médicas del nivel primario y secundario de salud, en el enfrentamiento al problema sanitario actual que representa el carcinoma basocelular.

•Contribución a incrementar los conocimientos del personal de la salud y de la población en sentido general del cual se involucra la asistencia médica a los enfermos en relacion al carcinoma basocelular, lo que permitirá mejorar su nivel de competencia profesional.

•Aplicar una intervención educativa a la población en estudio en relación al carcinoma basocelular, logrando un perfeccionamiento y un nivel cognitivo de los mismos.

Aporte social

•Definición de la repercusión social negativa que ocasiona el Carcinoma Basocelular y sus complicaciones en la población objeto de estudio.

•Enriquecimiento en la aplicación de la intervención educativa y los algoritmos en relación al carcinoma basocelular posibilitara su manejo y control también lograra una educación sanitaria sobre el cáncer de piel no melanocítico a los pacientes, familiares y la población en general.

Novedad científica

Se realizó la caracterización de pacientes con carcinoma basocelular, en el análisis crítico de los conceptos actuales que sobre la enfermedad han sido referidos en la literatura médica especializada, y aporta elementos novedosos que perfeccionan los métodos establecidos en Cuba para Tratamiento, prevención, diagnóstico, tratamiento y seguimiento del carcinoma Basocelular, en este tipo de cáncer y sus efectos para el mejoramiento de la saludo del individuo.

La intervención educativa y la creación de los algoritmos posibilitarán una atención más integral en los pacientes que están afectados por el CBC, este tema fue avalado, en su esencia, por un grupo de investigadores expertos en la temática.

CAPÍTULO 1. CARACTERIZACIÓN DEL CARCINOMA BASOCELULAR O CANCER CUTÄNEO EN EL ÁREA DE SALUD.

En este capítulo se presenta la caracterización de un grupo de pacientes con diagnóstico de CBC, pertenecientes al policlínico Francisco Peña Peña de Nuevitas, Camagüey que recibieron atención médica.

Objetivo del capítulo Caracterizar a los pacientes con diagnóstico de Carcinoma Basocelular en el policlínico Francisco Peña Peña de Nuevitas, Camagüey.

Diseño metodológico

Se realizó una revisión bibliográfica de 59 artículos sobre el Carcinoma Basocelular, para su valoración y utilización en el policlínico Francisco Peña Peña de Nuevitas, Camagüey, durante el período comprendido desde enero de 2023 hasta junio del 2024. La muestra quedó constituida por 100 personas que cumplieron con los criterios de selección establecidos para la investigación, Criterios de inclusión: Pacientes con diagnóstico clínico o histopatológico de Carcinoma basocelular, que pertenecían, por su residencia, a las áreas del estudio y Criterios de exclusión: Pacientes que no pudieron ser entrevistados por la autora de la investigación, pacientes cuya historia clínica no pudo ser localizada.

Criterios de selección de la muestra

•Criterios de inclusión:

Pacientes con diagnóstico clínico o histopatológico de Carcinoma basocelular, que pertenecían, por su residencia, a las áreas comprendidas del policlínico Francisco Peña Peña de Nuevitas, Camagüey.

Criterios de exclusión:

-Pacientes que no pudieron ser entrevistados.

--Pacientes cuya historia clínica no pudo ser localizar

-Pacientes que no desean participar

La poblacion que participa en el estudio está comprendida 159 pacientes de ellos88 femeninos y 71 masculinos, las edades están comprendidas entre 40 y 80 años, las enfermedades que padecen un porciento elevado de diabéticos, afecciones cardiovasculares la más común es la Hipertensión arterial, los problemas sociales tabaquismo y café,

Estos pacientes pertenecen al municipio de nuevitas por los que se decidió muestra de 50 pacientes con CBC del municipio cabecera y 50 de la población que desee participar sin padecer la enfermedad, siendo la muestra significativa.

Las Técnicas y procedimientos de recolección de la información Para identificar a los pacientes con diagnóstico de carcinoma basocelular, se realizó una revisión documental que incluyó: el registro de control del cáncer, el registro para el control histopatológico de neoplasias malignas y las hojas de atención a los pacientes en las diferentes especialidades donde estén ubicados los diferentes pacientes. Esos documentos, junto a las historias clínicas de los pacientes, se utilizaron como fuentes de información secundaria. Después de realizar un análisis crítico de la literatura nacional e internacional especializada en la temática y previa consulta con los miembros del Departamento de Dermatología del municipio,

**CAPITULO II. EL CARCINOMA BASOCELULAR COMO PROBLEMA DE
SALUD ACTUAL**

2.1. HISTORIA Y ACTUALIDAD DEL CARCINOMA BASOCELULAR.

Desde la Antigüedad, investigadores en la historia universal se han referido al cáncer cutáneo no melanoma de manera disímil y controvertida, por lo que la enfermedad ha sido conceptualizada, descrita y tratada de múltiples formas. Los primeros reportes sobre la existencia del CBC se remontan a estudios realizados en momias del antiguo Egipto. Durante el siglo XIV se le conoció como "noli me tangere", que significa "no deseo que me toques". [13]

En la actualidad, el carcinoma basocelular es definido como una neoplasia de bajo grado de malignidad, que se origina en las células del folículo piloso y las zonas interfoliculares de la epidermis, invasiva y raramente metastásica; no obstante se han descrito casos de metástasis severas que han provocado la muerte de los afectados. Se ha comprobado que los pacientes con carcinoma basocelular son más propensos a sufrir tumores viscerales. [14, 15]

El carcinoma espinocelular es conceptualizado como un proceso oncoproliferativo de células epidérmicas, que retienen algunas características de la epidermis suprabasal normal y posee diferentes grados de malignidad. Sus características más importantes son la anaplasia, el rápido crecimiento, la destrucción tisular local y su capacidad para hacer metástasis. Numerosos son los factores que intervienen en la aparición de la enfermedad y por tanto, diversa es su etiología. No parece existir un fenómeno único responsable, pero sí la asociación de varios que a lo largo de los años conducen a la formación del cáncer cutáneo no melanoma. [16]

Actualmente se conoce que la radiación ultravioleta es la causa más importante, principalmente en individuos que poseen una predisposición genética y características fenotípicas que los hacen vulnerables. [17] Las radiaciones ultravioletas A (320 – 400 nm) son 20 veces más abundantes que las ultravioletas B (290 – 320 nm) y potencian el efecto deletéreo de estas últimas que ostentan una acción carcinogénica 1 600 veces mayor.

Las mediciones de la capa de ozono han mostrado una disminución de su grosor en los estratos más altos de la atmósfera, esto ocasiona que la radiación ultravioleta que llega a la superficie terrestre haya aumentado considerablemente en muchas partes del planeta durante los últimos años. [18]

A inicios del siglo XX, determinó que la exposición prolongada a los rayos X provocaba la aparición del CEC; más adelante se relacionó con personas a quienes se les administraban rayos Grenz como método terapéutico de la psoriasis, el acné y el hirsutismo. El carcinoma espinocelular del labio y la boca están unidos al empleo del tabaco fumado o masticado y al consumo de alcohol y betel. Las infecciones por el VPH de los serotipos.se han relacionado con el carcinoma espinocelular invasivo del pene; mientras que en el carcinoma verrucoso se documentó la infección por VPH de los serotipos 6 y 11.El modelo por excelencia de oncogénesis viral en piel lo constituye la epidermodisplasia verruciforme, en la cual se ha aislado el VPH de los serotipos 5 y 8. [14, 15, 17,19]

La queratosis actínica está señalada mundialmente como la precancerosis cutánea con mayor incidencia y elevada tendencia a la degeneración maligna; es considerada la expresión más frecuente y temprana de un tumor de queratinocitos, aunque algunos científicos discuten si biológicamente constituye un carcinoma intraepitelial in situ (teoría promulgada e impulsada por el grupo de Ackerman), pues algunas investigaciones no son concluyentes en lo referente a que todas evolucionan hacia un carcinoma espinocelular invasor. [11, 18,21] La enfermedad de Bowen es un carcinoma espinocelular que se localiza en piel y mucosas; cuya etiología incluye exposición solar y arsenical significativa, radiaciones ionizantes, inmunosupresión y la infección por VPH, especialmente del serotipo 16. Cuando afecta a las mucosas, principalmente la del pene en varones no circuncidados, se denomina eritroplasia de Queyrat y exhibe degeneración maligna hacia un carcinoma espinocelular invasivo con mayor frecuencia que la enfermedad de Bowen. [22]

El carcinoma basocelular (Anexo 5) se subdivide en las formas clínicas: nodular (la más común), nódulo ulcerativo (ulcus rodens), pigmentado, superficial (pagetoide), morfeiforme (esclerodermiforme o fibrosante) y fibroepitelioma de Pinkus. Se han descrito además algunos síndromes asociados como el síndrome del CBC nevoide (Gorlin), el síndrome del nevo basocelular unilateral y el síndrome de Bazex. [23]

La inmunosupresión es otro factor que influye en la aparición del CBC en zonas anatómicas desprovistas de protección contra las radiaciones ultravioletas., el carcinoma espinocelular originado en cicatrices traumáticas; algún tiempo después, al CBC relacionado con las cicatrices de quemaduras se le nombró "úlcera de Marjolin". Además, se ha descrito este proceso oncoproliferativo cutáneo en el curso de afecciones que conducen a un estado inflamatorio crónico de la piel como el liquen plano y el liquen escleroatrófico, la tuberculosis cutánea, infecciones fúngicas, el lupus eritematoso y la necrobiosis lipoídica. [20]

La queratosis Histológicamente los carcinomas basocelulares pueden ser diferenciados o indiferenciados, los primeros establecen su diferenciación hacia estructuras pilosas (queratósicos), glándulas sebáceas (diferenciación sebácea) y glándulas tubulares (adenoides), mientras que los indiferenciados (sólidos) pueden ser circunscritos o infiltrantes; el límite no es neto, porque muchos CBC indiferenciados tienen áreas diferenciadas y viceversa. [22, 23, 24,25]

El carcinoma espinocelular posee características clínicas e histopatológicas que van desde formas de baja malignidad hasta las de extremo poder destructivo, por esta razón ha sido clasificado como CBC in situ y CBC invasivo o infiltrante (diferenciado e indiferenciado); este último suele desarrollarse en el 90 % de los casos a partir de un carcinoma espinocelular in situ localizado en zonas expuestas a la luz solar. [24,26] Con respecto a la histopatología, el carcinoma epidermoide se caracteriza por masas irregulares de células epidérmicas que proliferan hacia la dermis y se componen de células escamosas normales y atípicas (anaplásicas); en las lesiones poco diferenciadas la proporción de células atípicas es mayor.

La diferenciación se orienta hacia la queratinización que se traduce en la formación de perlas córneas. Se ha descrito una variedad histológica de gran poder agresivo y metastizante denominada CBC productor de mucina. [26,27]

Las medidas preventivas para evitar el desarrollo del cáncer cutáneo no melanoma constituyen un arma inigualable en la lucha contra la enfermedad. Si se considera que el notable incremento de su incidencia está relacionado con una exposición solar crónica, la mejor medida preventiva es evitar el sol, fundamentalmente cuando la intensidad de la radiación ultravioleta que incide sobre la tierra es máxima (11 - 3 pm). Se debe insistir en el uso de ropa protectora como pantalones y camisas de mangas largas, sombreros de ala ancha, gorras, sombrillas, espejuelos oscuros y filtros solares con factor de protección solar mayor de Los métodos de pesquisaje masivo, la promoción de salud y el tratamiento oportuno de las lesiones cutáneas premalignas son medidas indispensables para la prevención. [24, 28,29]

El tratamiento específico tiene como objetivo principal la eliminación completa del tumor con resultados cosméticos aceptables; se encuentran disponibles modalidades terapéuticas quirúrgicas y no quirúrgicas. Las quirúrgicas permiten el control histológico de los bordes del cáncer cutáneo no melanoma y contienen métodos escisionales como la cirugía convencional y la cirugía micrográfica de Mohs. [25, 26,27] También pueden utilizarse procedimientos destructivos que, si bien no permiten el control histológico de los márgenes del tumor, ofrecen la posibilidad de un tratamiento menos invasivo y efectivo en lesiones de bajo riesgo; estos incluyen la electrofulguración y curetaje, la criocirugía y el láser de dióxido de carbono. [25]

Como procedimientos no quirúrgicos se emplean las radiaciones ionizantes, indicadas especialmente en los pacientes con tumores que asientan en zonas anatómicas donde resulta difícil el abordaje quirúrgico o en las que la cirugía deja indefectiblemente cicatrices o retracciones considerables;la terapia fotodinámica con ácido aminolevulínico, en la cual se fotosensibilizan las células tumorales que se quieren destruir mediante una fuente de luz; [26,27,28]

La quimioterapia con 5-fluoracilo tópico o intralesional; los retinoides como la isotretinoína y el etretinato; el interferón intralesional, y más recientemente el imiquimod, fármaco inmunomodulador que posee actividad antiviral y antitumoral al inducir la producción de citoquinas, interleuquinas, factor de necrosis tumoral e interferón. [26, 29, 30, 31,32]

La elección del procedimiento terapéutico dependerá del tipo de cáncer cutáneo no melanoma, las características del paciente y los recursos disponibles; mientras que los resultados estéticos estarán en correspondencia con la pericia del especialista encargado de realizar el tratamiento. El riesgo de presentar otro cáncer cutáneo no melanoma en los cinco años siguientes al tratamiento es del 35 % al 40 %, por lo que se considera imprescindible que los pacientes una vez tratados sean controlados clínicamente de manera periódica. [33, 34, 35, 36,37]

El CBC, también llamado epitelioma basocelular, es un tumor de lento crecimiento que deriva de las células no queratinizadas de la capa basal epidérmica, y suele desarrollarse en áreas foto expuestas de individuos con foto tipo claro, entre la tercera y sexta década de la vida. La mayoría son asintomáticos, pero puede existir invasión en las capas profundas, recurrencias, metástasis regionales y a distancia. Si no se trata, el tumor progresa hasta invadir el tejido subcutáneo, el músculo e inclusive el hueso. Por lo general, es un tumor de crecimiento lento que produce invasión local más que metástasis. [38]

La causa es multifactorial, con factores intrínsecos como la edad, el fototipo cutáneo y elementos ambientales, el factor ambiental de riesgo más conocido es la radiación ultravioleta, principalmente la exposición aguda e intermitente. [39] Se han descrito varias modalidades para el tratamiento del CBC, que de manera amplia se subdividen en dos categorías: quirúrgicas y no quirúrgicas.

La radioterapia, curetaje y crioterapia), destrucción térmica (terapia fotodinámica), tópica (5-fluoracilo), terapia inmunomoduladora (imiquimod tópico). Se señala además un inhibidor selectivo de la vía de señalización Hedgehob (vismodegib). [40] También en la terapia modificadora de la respuesta inmune se encuentran los interferones, cuya eficacia ha sido demostrada. Ninguno de estos tratamientos es totalmente efectivo y todos son susceptibles de fallar en algunos casos. Por estas razones, resulta conveniente disponer de un tratamiento farmacológico alternativo que pudieran ser más conveniente para algunos enfermos.

Para diagnosticar cáncer de piel, es probable que el médico efectúe lo siguiente:

- Examinar la piel. El médico puede observar la piel para determinar si es posible que los cambios que esta sufre sean cáncer de piel. Probablemente se necesiten otros análisis para confirmar el diagnóstico.
- Extraer una muestra de piel sospechosa para análisis (biopsia de piel). El médico puede extraer piel con aspecto sospechoso para realizar análisis de laboratorio. Una biopsia puede determinar si tienes cáncer de piel y, en ese caso, de qué tipo se trata.

Cuba ha registrado un nuevo medicamento denominado «Heberferon» destinado al tratamiento del cáncer de piel y obtenido a partir de formulaciones biotecnológicas.es una novedad científica obtenida por el Centro de Ingeniería Genética y Biotecnología (CIGB) de La Habana tras más de 20 años de investigaciones y ensayos clínicos.

Esté medicamento inyectable elimina o reduce los tumores de piel no melanomas y puede evitar secuelas de cirugías en zonas como la cara donde resulta complejo operar, una enfermedad que tiene como principal factor desencadenante el exceso de sol, específicamente la radiación ultravioleta.

Las plantas productoras del CIGB han fabricado ya más de 10.000 bulbos del novedoso fármaco, que continúa en desarrollo, con el fin de evaluar su efectividad en otros tipos de cáncer y el próximo paso previsto es su inclusión en el grupo básico de medicamentos de la isla, según refirió la misma fuente. [40,41]

Ya diagnosticado en su primera etapa se puede utilizar el **HeberFERON®** que es una formulación farmacéutica que contiene una mezcla de interferón alfa b2b e interferón en proporciones sinérgicas de actividad anti-tumoral, es un medicamento seguro y efectivo para el tratamiento del CBC, Este tratamiento está indicado para el tratamiento del carcinoma basocelular, y como adyuvante de otros tratamientos, quirúrgicos o no, comentan que pueden ofrecer una alternativa en aquellos enfermos a los que no se les puede realizar.

La excisión quirúrgica es considerada la mejor opción para el tratamiento del CBC, pero en pacientes de alto riesgo o con criterios de mutilación, el HeberFERON®, una combinación que contiene IFN α2b y IFN γ, en proporciones sinérgicas antiproliferativas que inhiben el crecimiento de células tumorales, solo o en combinación con otros tratamientos como radio o quimioterapia, podría ser considerada la mejor opción terapéutica. [42,43]

Los INFs son una familia de polipéptidos con funciones pleotrópicas que son producidos por diversas células en respuesta a estímulos diferentes, además tienen una potente propiedad antiviral. Los INFs tienen actividad anti proliferativa y anticancerígena, inhiben directamente la proliferación de células tumorales y tienen un efecto inhibitorio más marcado en las células del tumor que en las células normales, también es conocido que inducen la apoptosis en algunas células, así no solo inhiben directamente las células del tumor y las destruyen, sino también indirectamente las inhiben al estimular el sistema inmunológico. [42,43]

En el CIGB donde son producidos ambos INFs y con más de una década de experiencia en su uso clínico y mecanismos de acción, *Bello,* [42] logro combinar racionalmente ambas moléculas y obtuvo un efecto antitumoral más potente. Estos interferones pueden ser el tratamiento anti neoplásico ideal, ya que ejercen un efecto apoptosico y antiproliferativo, promueven la antiangiogénesis e inducen la respuesta inmune.

Por tanto, en oncología, son opciones terapéuticas en tumores sólidos como los melanomas, el carcinoma de células renales y el sarcoma de Kaposi relacionado con el SIDA y recientemente han sido usados con éxito, como primera línea o tratamiento compasivo en el osteoblastoma, la neoplasia intraepitelial cervical y el cáncer de vejiga. [43]

López et al,[44] en su estudio señala que es importante el paciente se realizara la historia clínica, los exámenes clínico y dermatoscópico de la lesión; donde se les debe explicar en qué consiste el tratamiento y que era necesaria la realización de una biopsia para confirmar el diagnóstico en caso de que no la tuviera, así como la obtención de exámenes complementarios, también aclara que es importante su aprobación además se le debe entregar una hoja informativa donde se explicaba detalladamente en qué consistía el tratamiento, también se debe citar a una segunda consulta, en la cual se valoraron los resultados histológicos y paraclínicos obtenidos.

Los autores refieren que en cada sesión se aplicó 3 bulbos (10,5MUI) de HeberFERON® (bulbos 3,5MUI) de forma perilesional e intradérmica, con una frecuencia 3 veces semanal, durante 3 semanas, para un total de 9 dosis administradas. Se realizó seguimiento del paciente cada 4 semanas hasta completar las 16 para realizar la evaluación final, donde se precisó el tamaño de la lesión, los cambios clínicos, dermatoscópicos e histológicos y los eventos adversos.   Para determinar la respuesta, se tuvieron en cuenta los criterios internacionales propuestos para la evaluación de respuesta en tumores sólidos (RECIST, por sus siglas en inglés), que los clasifica en: respuesta completa (RC),

Cuando la lesión desaparece de manera total; respuesta parcial (RP), si hay reducción de, al menos, 30 % de la suma de los diámetros mayores; enfermedad estable (EE), cuando la reducción no es suficiente para clasificar como repuesta parcial y enfermedad progresiva (EP), si hay incremento de, al menos, 20 % en la suma de los diámetros mayores. [44]

El periodo de tratamiento es variable en dependencia del esquema de tratamiento escogido. El HeberFERON® tiene sus ventajas debido a la actividad inmunomoduladora y a su potente efecto antiproliferativo, por lo que se ha empleado de forma segura en Cuba a través de ensayos clínicos diseñados por el Centro de Ingeniería Genética y Biotecnología de la Habana (CIGB), en pacientes con CBC de cualquier tamaño, localización y subtipo clínico e histológico en diferentes hospitales.[13-17] El resultado de la aplicación de esta formulación en los pacientes del estudio, fue satisfactorio, en ambos se reportó un mínimo de eventos adversos pertenecientes al síndrome pseudogripal como cefalea, fiebre y artralgia, que desaparecieron con la aplicación del tratamiento sintomático. Se logró la eliminación del tumor obteniéndose buenos resultados estéticos y funcionales. [45]

Si analizamos que no existen solo esos medicamentos para tratar enfermedades de la piel y su importancia de su empleo a nivel internacional se desarrollan otros productos que pueden mejorar la calidad de vida de esos pacientes, cabe señalar que según la patología de base de los pacientes tratados con HeberFERON® se encontró que el 28,57 % de los casos estudiados presentó hipertensión arterial, seguidos de los que presentan hipertensión arterial junto a asma bronquial con un 20,4 %; lo que no coincide con varias investigaciones llevados a cabo por diferentes autores.[46,47]

En otras investigaciones realizadas se observó que el mayor porcentaje de los casos también se correspondió con este subtipo histológico de carcinoma basocelular; sin embargo, deberá estudiarse posteriormente la evolución de cada uno de los subtipos de CBC tratados con Heberferon, pues se sabe que algunas formas clínicas son más agresivas que otras, como el carcinoma basocelular con subtipo histológico basoescamoso. [48]

En la respuesta al tratamiento se evidenció que el 91,83 % de los pacientes tratados con el HeberFERON® presentó respuesta completa al tratamiento obteniéndose la cura definitiva de los casos tratados. Solo el 4,08 % presentó respuesta parcial al tratamiento; coincidiendo con múltiples estudios, en donde se ha evidenciado la respuesta favorable al tratamiento con este nuevo fármaco producto de la ingeniería y la biotecnología cubanas. [49, 50,51]

El cáncer de piel es el tipo de cáncer más frecuente en el ser humano, el carcinoma basocelular es el más común de todos los cánceres de piel (80-90 %). Excepcionalmente producen metástasis, pero pueden causar significativa morbilidad e involucran a edades más jóvenes, se tratan con éxito mediante cirugía, radioterapia, quimioterapia y crioterapia, generalmente en el nivel secundario de salud, sin embargo, estos tratamientos no siempre son posibles o deseables. El HeberFERON® es una combinación de interferones alfa y gamma humanos recombinantes, que ha mostrado producir efectos sinérgicos en la reducción de la proliferación de varias líneas de células cancerosas, esta formulación ha sido aprobada en Cuba para el tratamiento del carcinoma basocelular. [43,50]

La acción antitumoral de los interferones (IFNs) está mediada, fundamentalmente, por la inhibición del crecimiento de las células tumorales y por la inducción de la apoptosis de estas (muerte celular programada).

Los IFNs pueden detener el crecimiento tumoral por diferenciación de la célula tumoral, también pueden actuar a nivel del ciclo celular donde el IFN-α tiene como blancos a los genes c-myc, pRB, cyclin D3 y cdc25A, controlando la apoptosis, el IFN-γ puede ejercer un efecto antitumoral, el cual es dependiente del estado de diferenciación de las células y de los niveles de los receptores para IFNs. [50]

El HeberFERON® es una combinación sinérgica de interferones recombinantes humanos alfa 2b y gamma, producido por el Centro de Ingeniería Genética y Biotecnología (CIGB), de la Habana, Cuba y comercializado por Heber Biotec, S.A., el medicamento se presenta en bulbos como polvo liofilizado para inyección de 3,5 millones de unidades internacionales (MUI), la dosis recomendada es 10,5 MUI del polvo reconstituido con agua para inyección, administrada 3 veces por semana durante 3 semanas, por vía perilesional (intradérmica) o intralesional [43]

El HeberFERON® es un producto biotecnológico fabricado en Cuba, patentado en el Registro Público Cubano de Ensayos Clínicos con el código RPCEC00000164.(11) Se presenta en envases de 10 y 25 bulbos 2R con la siguiente composición: interferón gamma humano recombinante 0,5 x 106 UI, e interferón alfa 2b humano recombinante 3,0 x 106 UI como principios activos.

Se emplearon dos esquemas de tratamiento. El primero consistió en nueve aplicaciones del medicamento por las vías intradérmicas y perilesional. Las inyecciones se administraron con una frecuencia de tres veces a la semana, en días alternos, durante tres semanas consecutivas. El segundo constó de 14 aplicaciones del preparado por vía intramuscular; en él se incluyeron aquellos pacientes cuyas características clínicas de la piel y las lesiones no permitieron la administración intradérmica y perilesional. Las dosis se inyectaron con una frecuencia de dos veces por semana en siete semanas

Todos los pacientes fueron evaluados regularmente durante 16 semanas. Al concluir el seguimiento, en la semana 16, se les realizó un nuevo estudio dermatoscópico e histopatológico para corroborar la efectividad del tratamiento. (43,50.51)

Las dosis del medicamento se administraron después de añadir un mililitro de agua para inyección a un bulbo de HeberFERON®. En las lesiones menores de cuatro centímetros, y en las mayores, se agregó un mililitro de agua a tres bulbos del producto biotecnológico. Cuando el área de la lesión a tratar fue mayor de cuatro centímetros de diámetro, se procedió a subdividirla imaginariamente en superficies de1, 5 cm y se administró la dosis de un mililitro por cada área. Si la dosis total a administrar fue mayor de dos mililitros, el producto se diluyó en una proporción de un bulbo del fármaco en 10 ml de agua para inyección. En lesiones menores de cuatro centímetros, la dosis a administrar se inyectó en puntos equidistantes alrededor de la lesión. [43, 52, 53, 54, 55,56]

Drake-Sosa y cols., [57] en el 2018 utilizaron este tratamiento, por la vía de infiltración perilesional, en pacientes con carcinoma basocelular; según sus resultados, los subtipos sólido y basoescamoso fueron los más frecuentes. En la presente investigación se observaron con mayor frecuencia carcinomas basocelulares sólidos.

2.2. FUNDAMENTACION DE LA INTERVENCION EDUCATIVA EN RELACIÖN AL CARCINOMA BASOCELULAR.

En la época actual, nos encontramos sumergidos en una etapa de reformas en el sistema educativo, vinculando las nuevas tecnologías y visiones de la educación. En este sentido, la intervención educativa llega para promover actos, con el fin de atender a las necesidades del alumnado.

La intervención educativa, es entendida como un proceso que engloba un conjunto de acciones de carácter psicopedagógico, que son diseñados por expertos en el área de la intervención, cuyo objetivo es diseñar un programa que vaya encaminado a solventar necesidades educativas.

Autores como Jordán et al. (2011) consideran que la intervención educativa es necesaria para promover cambios, ya sean personales, de conducta o conocimientos, esto se analiza por medio de una evaluación previa (diagnóstico) que brinda las bases para el desarrollo de una intervención, cuya metodología vaya acorde con el "cambio".

Es importante tener en cuenta, que la intervención educativa va de la mano con la investigación educativa. De hecho, para darle sentido a una intervención es necesario indagar en base a investigaciones realizadas previamente, las cuales hayan estudiado una seria de variables que inciden en el ser humano.

En este sentido, el principal objetivo de la intervención educativa es, tal y como lo dice su nombre, intervenir en un contexto de educación, con el fin de apoyar los procesos de enseñanza e incluso el propio desarrollo del alumnado. Las intervenciones educativas, buscan influir en el rendimiento académico de los estudiantes.

Por otro lado, se hace esencial describir que la intervención educativa se compone de una serie de cuestiones, que sin esta no se podría desarrollar una intervención de calidad. A continuación, se mencionan las vertientes que componen una intervención educativa:

1. Delimitación del contexto
2. Análisis de las necesidades
3. Justificación
4. Objetivos
5. Metodología
6. Intervención por medio de sesiones
7. Evaluación
8. Conclusiones

En este orden de ideas, parece clave destacar que sin la detección de **necesidades** se hace imposible desarrollar proyectos de **intervención educativo**. De hecho, para poder realizar este apartado, es esencial realizar un proceso diagnóstico por medio de la propia observación, especificando las **necesidades** que deben ser atendidas por medio de una **intervención.**

Por estas cuestiones, la **intervención** se hace esencial en la educación y se compagina de manera positiva con los parámetros dictados por la inclusión. Todos los docentes y centros educativos deben promover espacios de **intervención** en el aula o fuera de esta.

Dicho lo anterior, resulta interesante resaltar que la **intervención educativa** en la sociedad actual busca permearse de todas las nuevas tecnologías y los instrumentos que se derivan de estas.

Ahora bien, para realizar una **intervención educativa** de calidad, es importante tener presente que deben ser los expertos, los encargados de realizar este tipo de proyectos. Las áreas del conocimiento que atienden estas cuestiones son la **psicopedagogía**, la pedagogía y la propia psicología.

Estas vertientes entienden el desarrollo humano en todas las dimensiones y lo plasman en el ámbito educativo, de esta forma se promueven espacios de calidad en donde la **intervención** se realiza de manera correcta.

En este sentido, los expertos después de delimitar y valorar las necesidades se concentran en realizar una indagación bibliográfica que les direccione con nociones clave que se relacionen con las necesidades percibidas. En base a esto, se plantean unos objetivos generales y específicos, los cuales deben ir direccionados a una metodología que ayude con la ejecución de estos objetivos, por medio de actividades que se realizan en distintas sesiones y que al finalizarlas se realiza una evaluación global del cumplimiento de los objetivos.

Como últimas palabras, es importante tener presente que la **intervención educativa** nace para brindar apoyo, orientar, ayudar y guiar a las personas en los diferentes entornos.

Es la acción intencional para la realización y el logro del desarrollo integral del educando. La intervención educativa tiene carácter teleológico: existe un sujeto agente (educando-educador) existe el lenguaje propositivo (se realiza una acción para lograr algo), se actúa en orden a lograr un acontecimiento futuro (la meta) y los acontecimientos se vinculan intencionalmente. La intervención educativa se realiza mediante procesos de autoeducación y heteroeducación, ya sean estos últimos formales, no formales o informales. Intervención educativa e intervención pedagógica no se identifican necesariamente, aunque en toda intervención educativa haya un componente de intervención pedagógica.

Esto es así, porque ninguna acción educativa requiere más nivel de competencia técnica (pedagógica) que la necesaria para hacer efectiva la meta de la acción; hay acciones que requieren bajo nivel de competencia técnica y son efectivas; hay acciones cuyo nivel de competencia técnica se ha divulgado y forman parte del acervo común de una cultura; es posible adquirir competencia técnica desde la propia práctica.

La diferencia entre intervención educativa e intervención pedagógica es la misma que existe, salvando las diferencias de significado, entre las expresiones "sé hacer algo" y "sé por qué haciendo de ese modo, se logra ese algo y sé qué otros modos hay de lograrlo y sé qué habría que hacer para reconducir el proceso adecuadamente". En todos esos casos hay conocimiento de la educación, pero su capacidad de resolución de problemas es distinta. La diferencia entre intervención educativa e intervención pedagógica es una elaboración conceptual derivada del avance del conocimiento de la educación.

Para un mejor desarrollo de la investigación, esta se dividió en tres etapas:

1. Diagnóstica

2. Intervención.

3. Evaluativa.

1. Etapa Diagnóstica.

Utilizando las Historias Clínicas Familiares, se confeccionó un listado con nombres y apellidos, dirección de todas las familias con pacientes con la enfermedad y posibles riesgos, pertenecientes al policlínico Francisco Peña Peña de Nuevitas, Camagüey, Se visitaron en el hogar donde se les pidió el Consentimiento Informado (Anexo 1), Se realizó una entrevista a profundidad, sobre el tema a investigar. Luego se les aplicó una Encuesta Inicial (Anexo 2), a través de la cual se recogieron datos generales y los relacionados con el Cáncer de piel.

2. Etapa de intervención.

Para la confección de esta intervención educativa se tuvieron en cuenta las siguientes características:

Organizativas.

Las actividades se desarrollaron en un local condicionado con esta finalidad. Se diseñaron cinco sesiones de intercambio, con una frecuencia quincenal, teniéndose en cuenta que la quinta sesión, se realizó a los 3 meses de culminada la intervención educativa con una duración aproximada de 60 minutos; los días de encuentro fueron fijados por consenso de los participantes.

Los temas desarrollados en la preparación, fueron relacionados a partir de las necesidades sentidas de los participantes, sobre los aspectos conocidos y desconocidos, que poseían en cuanto al cáncer de piel, sus características, formas de prevención y tratamiento.

Al finalizar cada actividad de preparación, los participantes se evaluaron a través de la Técnica PNI (Positivo, Negativo e Interesante de la actividad), debatiéndose los criterios personales en el Grupo.

Técnicas.

Los contenidos tratados se abordaron con un lenguaje asequible, pero sin dejar de ser técnico. Los términos se definieron y fueron la ejemplificación y la demostración, las acciones fundamentales durante el desarrollo de cada actividad.

Con el objetivo de resolver las carencias que, en el orden de conocimiento sobre el cáncer de piel, presentaron los participantes, se procedió a la aplicación de una intervención, con un enfoque educativo, que respondiera a los siguientes objetivos:

- Favorecer el conocimiento sobre el cáncer de piel, así como los factores de riesgo que influyen.

- Identificar las conductas inapropiadas de la población.

- Enseñar sobre el comportamiento y formas de prevenir el cáncer de piel, y las consecuencias a corto y largo plazo de no cumplir las medidas.

- Conocer los mitos relacionados con el cáncer de piel.

- Mostrar acciones dedicadas a la prevención del carcinoma basocelular.

- Orientar sobre las conductas correctas para evitar el cáncer de piel y las medidas para evitar su empeoramiento.

2.3. PROGRAMA DE IINTERVENCIÓN EDUCATIVA.

PRIMERA SESIÓN.

Tema: Cáncer de piel. Formas de presentación, sintomatología, causas. Métodos educativos. Factores de riesgo.

Objetivos:

➢ Brindar información sobre el cáncer de piel, sus características fundamentales.

➢ Reflexiones sobre los métodos educativos para evitar el cáncer de piel o el mejoramiento de la enfermedad, su tratamiento y probabilidad de vida, conocimiento de factores de riesgo.

Forma Organizativa: Charla - Debate

Tiempo: 60 minutos

Contenido:

➢ Concepto de cáncer de piel y clasificación.

➢ Diferentes formas de presentación

➢ Métodos educativos para ser utilizados por las familias.

➢ Factores de riesgo en la aparición de cáncer de piel

➢ Tratamiento alternativo y expectativita de vida.

Medios auxiliares: Pancarta, papel, lápiz.

Metodología:

Actividad 1:   Técnica de presentación. Presentación por pareja.

Actividad 2:   Lluvia de ideas.

Actividad 3: Charla educativas sobre el cáncer de piel, diferentes formas y factores de riesgo.

Actividad 4: Dinámica grupal para debatir métodos educativos que puede emplear las familias.

Actividad 5: Actividad de evaluación y cierre (PNI).

SEGUNDA SESIÓN.

Tema: Comportamiento de los pacientes con cáncer de piel. Consecuencias de las conductas inadecuadas, a corto y largo plazo.

Objetivos:
➢ Enseñar las características fundamentales sobre la conducta de los pacientes con carcinoma de piel y el impacto psico emocional de quien lo padecen.

Forma Organizativa: Charla - Debate

Tiempo: 50 minutos

Contenido:

➢ Principales características en la conducta de los pacientes con carcinoma de piel.

➢ Consecuencias a corto y largo plazo de no cumplir con el tratamiento y las medidas preventivas.

Medios auxiliares: Pancarta, papel, lápiz.

Metodología:

Actividad 1: Resumen de la sesión anterior.

Actividad 2: Técnica animación: Desempeño de roles.

Actividad 3: Charla educativa sobre características del carcinoma de piel y el impacto físico – emocional de los pacientes y familia.

Actividad 4: Dinámica grupal para debatir experiencias personales.

Actividad 5:   Actividad de evaluación y cierre (PNI).

TERCERA SESIÓN.

Tema: Mitos y realidades sobre el cáncer de piel y su implicación de no cumplir con las medidas preventivas o de tratamiento Participación de la sociedad y organizaciones de la misma que pueden ayudar a prevenir el maltrato infantil.

Objetivos:

➢ Reflexionar sobre los diferentes mitos relacionados con el cáncer de piel.

➢ Brindar conocimiento de las diferentes organizaciones de la sociedad que pueden participar en la prevención del cáncer de piel

Forma Organizativa: Charla - Debate

Tiempo: 60 minutos

Contenido:

➢ Demostrar las diferencias entre los mitos y realidades sobre el cáncer de piel.

➢ Orientar acciones parentales, para prevenir el cáncer de piel.

➢ Identificar los diferentes sectores sociales que pueden contribuir a la prevención del cáncer de piel, en la sociedad cubana.

Medios auxiliares: Pancarta, papel, lápiz.

Metodología:

Actividad 1:   Resumen de la sesión anterior.

Actividad 3: Técnica participativa: Coge tu orilla.

Actividad 4:   Actividad de evaluación y cierre (PNI).

CUARTA SESIÓN.

Tema: Las medidas preventivas para evitar el cáncer cutáneo no melanoma

Objetivos:

➢ Desarrollar capacidades de aprendizaje en la población en estudio.

➢ Brindar conocimiento sobre la protección humana

Forma Organizativa: Charla - Debate

Tiempo: 60 minutos

Contenido:

➢ Demostrar la importancia de mantener las medidas preventivas para evitar la enfermedad.

➢ Orientar acciones destinadas a evitar el padecimiento de la enfermedad.

➢ Identificar los diferentes factores de riesgos.

Medios auxiliares: Pancarta, papel, lápiz.

Metodología:

Actividad 1: Resumen de la sesión anterior.

Actividad 2: Técnica animación: vamos a reflexionar.

Actividad 3: Técnica participativa: Camina solo y ven.

Actividad 5: Charla educativa sobre mitos relacionados con el cáncer de piel y organizaciones de la sociedad que pueden participar en la prevención.

CUARTA SESIÓN.

Tema: Características de un paciente con cáncer de piel, su afectación psicológica y sus consecuencias.

Objetivos:

➢ Recordar los cambios que ocurren en la esfera psicológica, social y emocional de un paciente con cáncer de piel.

➢ Interpretar esos cambios para la utilización de esos conocimientos en la vida cotidiana.

➢ Reconocer la participación de sectores de la sociedad.

Forma Organizativa: Video - Debate

Tiempo: 60 minutos

Contenido:

➢ Manifestaciones psicológicas, emocionales, sociales en pacientes con cáncer de piel.

➢ Vinculación de diferentes sectores en la prevención del cáncer de piel.

Medios auxiliares: TV, Video, papel, lápiz.

Metodología:

Actividad 1:   Resumen de la sesión anterior.

Actividad 2:   Presentación del video relacionado con pacientes con cáncer de piel. .

Actividad 3:   Dinámica grupal para debatir el video presentado y experiencias vivenciadas.

Actividad 5:   Técnica de evaluación y cierre (PNI).

QUINTA SESIÓN.

Tema: Los métodos de pesquisaje masivo.

Objetivos:

➢ Orientar los métodos de pesquisaje masivo para el diagnóstico del cáncer cutáneo no melanoma

➢ Mantener la promoción de salud y el tratamiento oportuno de las lesiones cutáneas premalignas son medidas indispensables para la prevención.

Forma Organizativa: Video - Debate

Tiempo: 60 minutos

Contenido:

➢ Uso de ropa protectora como pantalones y camisas de mangas largas, sombreros de ala ancha, gorras, sombrillas, espejuelos oscuros y filtros solares con factor de protección solar.

➢ Los métodos de pesquisaje masivo, la promoción de salud y el tratamiento oportuno de las lesiones cutáneas premalignas son medidas indispensables para la prevención

Medios auxiliares: TV, Video, papel, lápiz.

Metodología:

Actividad 1: Resumen de la sesión anterior.

Actividad 2: Presentación del video relacionado con las consecuencias de la exposición solar. .

Actividad 3: Dinámica grupal para debatir el video presentado y experiencias vivencias.

Actividad 5: Técnica de evaluación y cierre (PNI).

SEXTA SESIÓN.

Tema: Plantas medicinales utilizadas en el tratamiento de enfermedades de la
piel

Objetivos:

➢ Orientar las prácticas de la biomedicina, el autotratamiento, y otras opciones
terapéuticas como las terapias religiosas y las llamadas alternativas para el
tratamiento tradicional.

➢ Orienta diversas prácticas de la medicina tradicional.

Forma Organizativa: Video - Debate

Tiempo: 60 minutos

Contenido:

➢ Las plantas medicinales tienen múltiples aplicaciones terapéuticas
➢ Las plantas más utilizadas (Aloe vera, Chamaemelum nobile o Matricaria
chamomilla, el toronjil (Melissa offi cinalis L.) la teatina (Scoparia dulcis), el
tallo, hojas y flores de la guanábana (Annona muricata), las hojas de la
planta denominada hoja del aire (Kalanchoe pinnata), la aplicación de
ungüentos de la pulpa de aguacate (Persea americana), las hojas y flores
de la naranja (Citrus sinensis L.), el té amargo (Camellia sinensis L.), el
sarpullido y las inflamaciones de la piel también son tratadas con el matico
(Buddleja globosa, lam hope), *Otras.*

Medios auxiliares: TV, Video, papel, lápiz.

Metodología:

Actividad 1: Resumen de la sesión anterior.

Actividad 2: Presentación del video relacionado con las plantas medicinales.

Actividad 3: Dinámica grupal para debatir el video presentado y experiencias
vivencias.

Actividad 5:   Técnica de evaluación y cierre (PNI).

3. ETAPA EVALUATIVA.

A los tres meses de terminada la intervención educativa, se les aplico la encuesta inicial, para comprobar la fijación de los conocimientos impartidos y su opinión en relación con esta intervención educativa.

SEXTA SESIÓN:

Tema: Aplicación de la Encuesta evaluativa y opiniones de los participantes con respecto al Curso.

Objetivos:

➢ Valorar los conocimientos adquiridos después de haber recibido esta intervención educativa.

➢ Determinar opinión de las familias con respecto a la intervención educativa.
Metodología:

Actividad 1:   Aplicación de la Encuesta evaluativa.

Actividad 2:   Técnica participativa: Las tres sillas.

Actividad 3:   Aplicación técnica evaluativa (PNI).

Para la aplicación de ambas Encuestas inicial y final, se tuvieron en cuenta los siguientes requisitos metodológicos:

A. Se limitó la extensión de la Encuesta a 5 preguntas de conocimiento, para evitar fatiga.

B. La redacción del material introductorio fue elocuente y sincero.

C. Las preguntas se concibieron sencillas, claras, concretas y concisas en su formulación.

D. En la elección de las palabras, se tuvo en cuenta el vocabulario utilizado y su sistema de referencia.

E. Las preguntas posibilitaron una sola interpretación inequívoca e inmediata.

F. Cada pregunta abordó una sola idea y se refirió a un solo tema.

G. Solo se formularon preguntas relacionadas con el problema en cuestión.

H. Se evitaron las preguntas confidenciales.

Se utilizó un sistema de método teórico y empírico, propio de la investigación científica biomédica, que incluye:

Método teórico: método histórico-lógico, se utilizó como fundamentación teórica sobre el carcinoma basocelular como antecedente del problema de investigación.

Método de análisis documental: se utilizó como vaciamiento teórico para fundamentar la importancia de la educación en este grupo poblacional, mediante la bibliografía revisada.

La revisión del programa.

Código de ética, Derecho de las personas, legalidad.

Método sistémico estructural-funcional: a partir de las variables de los conocimientos, donde se pone en práctica la realización de distintas técnicas y procedimientos que permiten brindar cuidados a personas supuestamente sanas, familia y comunidad.

Método deducción-inducción: Se trabajó a partir de las particularidades de cada persona con cáncer de piel y de las demás involucradas, para identificar de una forma lógica, un razonamiento, partiendo del conocimiento particular a lo general y viceversa.

Método empírico: cuasi experimental.

Se utilizó, para identificar necesidades de aprendizaje, un programa educativo a partir de una encuesta inicial, dando lugar a una encuesta evaluativa, con el objetivo de valorar el nivel de conocimiento y modificación de estilo de vida y mejorar calidad de vida familiar.

Técnicas utilizadas:

1. Observación.

2. Encuesta.

3. Entrevista.

4. Test.

Valor teórico: Está dado por la fundamentación teórico-filosófica y psicológica de la educación de este grupo de personas, donde se obtuvo como resultado una proyección planificada de acciones educativas.

CAPITULO III. ALGORITMOS.

Los algoritmos tienen una finalidad viabilizar el manejo de estos pacientes y lograr una atención con calidad, los mismos servirán de consulta a instituciones asistenciales.

3.1.   ALGORITMO para la aplicación de la intervención educativa (Anexo 3)

Objetivo. Demostrar la eficacia de una intervención educativa para el carcinoma basocelular.

El algoritmo se desarrolla como marco observacional de la intervención educativa a la poblacion en relacion al carcinoma basocelular, por la importancia que reviste su aplicación lograra en la población en estudio un nivel de asimilación delos conocimientos no solo a los pacientes que ya padecen la enfermedad si no a la poblacion en sentido general,

La ciudad de Nuevitas está ubicada al norte de Camagüey la cual es una zona de costas y es vulnerable a l aparición de la enfermedad,

En estos últimos tiempos el incremento del CBC ha tomado el interes de los autores a realizar la intervención y que nuestro municipio no consta con salas especializadas por lo cual los enfermos deben trasladarse a la ciudad capital,

El algoritmo de la intervención educativa es una guía metodológica para su implementación y efecto deseado para lograr un nivel cognitivo de la población en estudio.

Se desarrolla en el policlínico Francisco Peña Peña de la Ciudad de Nuevitas Camagüey, del cual se identificó la problemática, con una población en estudio de 100, de ellos 59 diagnosticados con CBC y 50 personas no diagnosticadas, Se le aplicó una encuesta inicial para valorar sobre la enfermedad . su tratamiento y nivel de cocimiento.

Para un mejor desarrollo de la investigación, esta se dividió en tres etapas: Diagnóstica, Intervención y Evaluativa.

Para la etapa Diagnóstica se utilizarón las Historias Clínicas Familiares, se confeccionó un listado con nombres y apellidos, dirección de todas las familias con pacientes con la enfermedad y posibles riesgos, pertenecientes al policlínico Francisco Peña Peña de Nuevitas, Camagüey, Se visitaron en el hogar donde se les pidió el Consentimiento Informado, Se realizó una entrevista a profundidad, sobre el tema a investigar. Luego se les aplicó una Encuesta Inicial, a través de la cual se recogieron datos generales y los relacionados con el Cáncer de piel.

En la etapa de intervención se desarrolló 5 secciones con temas relacionado con el CBC del cual se realizó los temas desarrollados en la preparación, fueron relacionados a partir de las necesidades sentidas de los participantes, sobre los aspectos conocidos y desconocidos, que poseían en cuanto al cáncer de piel, sus características, formas de prevención y tratamiento.

En la etapa evaluativa al finalizar cada actividad de preparación, los participantes se evaluaron a través de la Técnica PNI (Positivo, Negativo e Interesante de la actividad), debatiéndose los criterios personales en el Grupo.

La última sección es el cierre de la actividad donde se involucra a varios sectores de la sociedad e incluso a centros culturales, donde se reunirán varias manifestaciones artísticas como cantos, juegos y pinturas, Ademas se coordina con los centros de ventas de productos para la piel para que ofrezcan una feria comercial en vista de mejorar la calidad de vida.

3.2. ALGORITMO PARA LA APLICACIÓN DEL HEBERFERON® PARA LA ATENCIÓN INTEGRAL A PACIENTES CON CARCINOMA BASOCELULAR.(ANEXO 4)

La aplicación de la variante Delphi del método de expertos para establecer un consenso sobre el fundamento teórico y práctico del algoritmo, a pesar de que nuestro municipio no realiza el tratamiento los pacientes se trasladan a los centros especializados de Camagüey, se presenta de manera argumentada un algoritmo para la atención integral a pacientes con cáncer cutáneo no melanoma, y se describe la capacitación del personal que interviene en la aplicación del algoritmo.

Objetivos.

•Establecer un consenso sobre el fundamento teórico y práctico del algoritmo.

•Precisar las pautas a seguir para la atención integral a pacientes con CBC.

• Incrementar el nivel de conocimientos sobre el CBC y las lesiones cutáneas premalignas en los profesionales de la salud involucrados en la aplicación del algoritmo para la aplicación del HeberFERON®.

Aplicación de la variante Delphi del método de expertos
Consideraciones generales

Con el objetivo de establecer un consenso sobre el fundamento teórico y práctico del algoritmo, se decidió consultar con expertos elementos que fueron considerados esenciales dentro de la propuesta que hace el presente trabajo. Estos aspectos fueron los siguientes:

•Necesidad social de mejorar la atención médica a los pacientes con CBC

• Insuficiente divulgación acerca de los factores de riesgo, etiología, manifestaciones clínicas y complicaciones del CBC y la aplicación del HeberFERON®.

•Deficiente información de la población sobre los factores de riesgo, etiológicos y signos incipientes del CBC, por lo que es preciso adoptar medidas que contribuyan a su prevención y diagnóstico precoz.

•Establecer prioridad en la pesquisa y el tratamiento de las lesiones cutáneas premalignas y de CBC.

•Considerar como imprescindible en la exploración del paciente con manifestaciones clínicas del CBC mediante el examen cutáneo completo, y se debe enseñar a las personas con riesgo y a los enfermos la técnica del autoexamen de piel.

•El diagnóstico precoz de la enfermedad y la utilización de métodos terapéuticos correctos evitan la aparición de complicaciones como: trastornos estéticos y funcionales, metástasis, infiltración perineural, recidiva tumoral y muerte.

•Determinar el nivel de riesgo para cada tumor (bajo riesgo y alto riesgo, complicado o no), según sus características clínicas e histológicas, posibilita definir el nivel de atención médica donde se realizará el tratamiento del enfermo.

•Es indispensable el seguimiento clínico periódico de los enfermos con CBC después de tratados.

•La novedad está centrada en la creación de un algoritmo para la atención a pacientes con carcinoma basocelular en cuanto al uso del HeberFERON®, a partir de las deficiencias encontradas en el proceso de asistencia médica a estos enfermos y de los conceptos actuales que sobre el CBC han sido plasmados en la literatura médica especializada.

3.3. ALGORITMO PARA LA ATENCIÓN A PACIENTES CON CARCINOMA BASOCELULAR.

CONFECCIÓN DEL ALGORITMO

Se asumió la siguiente definición de algoritmo: Conjunto ordenado y finito de operaciones que permite hallar la solución de un problema. [58] Para la elaboración del algoritmo se realizó la revisión y el análisis de la Guía para el diagnóstico y tratamiento del cáncer cutáneo no melanoma, así como de la literatura médica nacional e internacional especializada en el tema. Como se refirió en el acápite anterior, el fundamento teórico y práctico del algoritmo fue validado por un grupo de expertos en la temática.

Después de confeccionado el algoritmo fue sometido a la valoración del Consejo Científico de la institución asistencial, de los especialistas en Dermatología de esa institución. Se consultó además con otros especialistas para la validación de la investigación. Las sugerencias realizadas por los especialistas consultados fueron consideradas por los autores y se realizaron las correcciones pertinentes; después de lo cual, por consenso, se aprobó el algoritmo para ser utilizado en la investigación.

FUNCIONABILIDAD PARA LA APLICACIÓN DE LOS ALGORITMOS

Con el objetivo de realizar la atención integral a los pacientes con cáncer cutáneo no melanoma se establecen un conjunto de acciones a ejecutar en la atención los pacientes del policlínico Francisco Peña Peñ4 de Nuevitas, Camagüey, con carácter individual, familiar y comunitario. Estas acciones están en estrecha interrelación y, para su mejor comprensión, se explican por separado las pautas a seguir en la consulta especializada donde acuden los pacientes, se efectuará: promoción de salud, determinación de los grupos de riesgo, dispensarización, consejería sobre cambios del estilo de vida, seguidamente se realizara el Control o Dispensarización de los casos ya diagnosticados mediante la anamnesis se verificara la existencia de precancerosis cutáneas y CBC,

Los pacientes que acuden voluntariamente a las consultas se le orienta interconsulta con el especialista en Dermatología, el especialista realiza una valoración minuciosa de las lesiones cutáneas orientando los exámenes complementarios el tratamiento y orienta el seguimiento en las consultas, al Sospechas de precancerosis se orienta tratamiento y seguimientos en consultas, o si se notifica con un   Carcinoma no melanoide se debe realizar una biopsia del cual debe notificar la enfermedad, al realizar una valoración sobre la misma y el especialista determina según sus sintomatologías específicas que es no complicado o complicado su accionar es el seguimiento clínico periódico de los enfermos y su remisión a otros centros especializados para una atención adecuada y lograr su recuperación o mejoría del estado general mediante los diferentes tratamientos especifico, los pacientes diagnosticados con un CBC de bajo riesgo   mediante un tratamiento dermatológico que incluye los estudio histopatológico(Cirugía convencional o Electrocofiguración) Seguimiento y atención especializada. (Anexo 5).

El especialista en dermatología o médico general, el personal de enfermería del área de salud efectuarán una eficiente promoción sanitaria (información, educación para la salud y comunicación), que estará dirigida a la población general, los grupos de riesgo, los enfermos y sus familiares. El autor considera que la información a los miembros de la población sobre el problema de salud actual que representa el cáncer cutáneo no melanoma y el perjuicio que implica para los afectados, ayudará a crear conciencia y motivará actitudes favorables.

3.4. ALGORITMO PARA EL TRATAMIENTO DEL CARCINOMA BASOCELULAR MEDIANTE EL USO DEL HEBERFERON®.

Los pacientes con CBC de alto y bajo Riesgos los cuales se subdividen en Carcinoma basocelular primario y recurrente, como tratamiento convencional tienen uno de primera línea que es Cirugía convencional y cirugía micrográfica y como segunda línea la radioterapia, en pacientes con CBC se recomienda hacer seguimiento para evaluar recurrencia de la lesión tratada cada cuatro meses en el primer año, cada 6 meses en el segundo año y a partir del tercer año, de forma anual hasta 5 años, por parte del médico tratante, en pacientes con antecedentes de cáncer de piel o factores de riesgo de cáncer de piel, se recomienda realizar un examen físico completo para la búsqueda activa de nuevos tumores y de recurrencia de la lesión tratada, cada año de por vida, en servicios de atención primaria. En pacientes con antecedentes de cáncer de piel o factores de riesgo de cáncer de piel, se recomienda hacer consejería sobre riesgo de recurrencia de la lesión primaria y aparición de nuevas lesiones, así como educación en medidas de protección solar y autoexamen de piel, Los especialistas en dermatología deberán analizar o discutir cada caso para su valoración oportuna de un nuevo tratamiento, ahora bien en caso de no utilizar los tratamientos específicos se lleva a consideración las característica del cáncer y se clasificarlo para evaluar la posible utilización del nuevo producto, Ya al ser diagnosticado como un CBC el especialista procederá a tratar la enfermedad y aplicar el nuevo tratamiento HeberFERON® del cual describimos de la siguiente forma , cabe aclarar que este medicamento ya es aplicado en varios países de la región e incluso en los EEUU. (Anexo 6)

Forma de aplicación:

El HeberFERON® es un producto biotecnológico fabricado en Cuba, patentado en el Registro Público Cubano de Ensayos Clínicos con el código RPCEC00000164. Se presenta en envases de 10 y 25 bulbos 2R con la siguiente composición: interferón gamma humano recombinante $0,5 \times 106$ UI, e interferón alfa 2b humano recombinante $3,0 \times 106$ UI como principios activos.

Se emplearon dos esquemas de tratamiento. El primero consistió en nueve aplicaciones del medicamento por las vías intradérmicas y perilesional. Las inyecciones se administraron con una frecuencia de tres veces a la semana, en días alternos, durante tres semanas consecutivas. El segundo constó de 14 aplicaciones del preparado por vía intramuscular; en él se incluyeron aquellos pacientes cuyas características clínicas de la piel y las lesiones no permitieron la administración intradérmica y perilesional. Las dosis se inyectaron con una frecuencia de dos veces por semana en siete semanas Todos los pacientes fueron evaluados regularmente durante 16 semanas. Al concluir el seguimiento, en la semana 16, se les realizó un nuevo estudio dermatoscópico e histopatológico para corroborar la efectividad del tratamiento.

Las dosis del medicamento se administraron después de añadir un mililitro de agua para inyección a un bulbo de HeberFERON®. En las lesiones menores de cuatro centímetros, y en las mayores, se agregó un mililitro de agua a tres bulbos del producto biotecnológico. Cuando el área de la lesión a tratar fue mayor de cuatro centímetros de diámetro, se procedió a subdividirla imaginariamente en superficies de1, 5 cm y se administró la dosis de un mililitro por cada área. Si la dosis total a administrar fue mayor de dos mililitros, el producto se diluyó en una proporción de un bulbo del fármaco en 10 ml de agua para inyección. En lesiones menores de cuatro centímetros, la dosis a administrar se inyectó en puntos equidistantes alrededor de la lesión. [59]

Sera de gran interés para la consulta de dermatología y la aplicación del novedoso tratamiento, ya implementado en varios países a nivel mundial, corroborando relevantes resultados. En nuestro país es necesario capacitar al personal de salud para la aplicación del medicamento y lograr una efectividad del mismo. Ya una vez aplicado el tratamiento médico se orienta a los pacientes asistir a la interconsulta programas por el especialista.

CONCLUSIONES

La caracterización de los pacientes con carcinoma basocelular asistidos en la etapa previa a la aplicación de la intervención educativa y de los algoritmos, evidenció insuficiencias del conocimiento de estos enfermos y de las personas involucradas, de las que destacan problemas con la prevención y el diagnóstico precoz, Se implementara un algoritmo para la atención a pacientes con carcinoma basocelular, cuyo fundamento teórico y práctico se validó por la variante Delphi del método de expertos. El resultado esperado con el establecimiento del algoritmo demostrara su efectividad en el perfeccionamiento del proceso de atención médica a los pacientes con carcinoma basocelular, ya que se garantizó la atención integral a estos enfermos, con la aparición de escasas complicaciones.

REFERENCIAS BIBLIOGRAFICAS

1. Choi Y, Byun J, Choi J, Jung J. Identification of predictive variables for the recurrence of oral mucocele. Med Oral Patol Oral y Cir Bucal 2019; 24:0–0.

2. Lee YJ, Kwon JG, Han HH. Surgical deroofing in the treatment of patients with auricular pseudocyst. Auris Nasus Larynx 2018. doi:10.1016/j.anl.2018.10.017.

3. Braun RP, Ludwig S, Marghoob AA. Differential Diagnosis of Seborrheic Keratosis: Clinical and Dermoscopic Features. J Drugs Dermatol 2017; 16:835–42.

4. Morse DC, Tschen JA, Silapunt S. Atrophic dermatofibroma in an elderly male - a rarely described variant of a common lesion. Dermatol Online J 2018; 24.URL http://www.ncbi.nlm.nih.gov/pubmed/30142716

5. Koh U, Janda M, Aitken JF, et al. 'Mind your Moles' study: protocol of a prospective cohort study of melanocytic naevi. BMJ Open 2018; 8:e025857.

6. Dominguez-Cruz J, Ruiz-Villaverde R. The '5R + R' Rule: A simple and comprehensive method for diagnosis of actinic keratosis. Sultan Qaboos Univ Med J 2019; 19:e81–2.

7. Ministerio de Salud Pública (CUB). Sección Independiente de Control del Cáncer. Prevención, diagnóstico y tratamiento del cáncer de piel [Internet]. La Habana: Editorial Ciencias Médicas, 2023. Disponible en: http://www.bvscuba.sld.cu/libro/prevencion-diagnostico-y-tratamiento-del-cancer-de-piel/

8. Martínez-Guerra EC, Sánchez-Uriarte ME, Medina-Bojórquez A, Torres S, Alcalá-Pérez D. Cáncer de piel en pacientes menores de 40 años. Dermatol Rev Mex [internet]. ene. 2017 [citado 28 jun. 20];61(1):[aprox. 7 p.]. Disponible en: http://www.medigraphic.com/pdfs/derrevmex/rmd-2017/rmd171b.pdf

9. Roque Pérez L, Alfonso Alfonso Y. A propósito del artículo: Intervención educativa dirigida a la protección solar en niños. Rev 16 de abril [internet]. 2018 [citado 6 jun. 2024];57(268):[aprox. 3 p.]. Disponible en: http://www.rev16deabril.sld.cu/index.php/16_04 /article/view/661/pdf_170

10. Ministerio de Salud Pública. Anuario Estadístico de Salud 2017. La Habana: Dirección Nacional de Registros Médicos y Estadísticas de Salud; 2018.

11. González R. R. Cáncer de piel, asunto a seguir [internet]. Vanguardia. 3 feb. 2018; Secc. Villa Clara [citado 17 dic. 2024]. Disponible en: http://www.vanguardia.cu/villa-clara/10745 -cancer-de-piel-asunto-a-seguir

12. Requena C, Alsina M, Morgado-Carrasco D, et al. Sarcoma de Kaposi y angiosarcoma cutáneo: directrices para el diagnóstico y tratamiento. Actas Dermosifiliogr 2018; 109:878–87.

13. Lebbe C, Garbe C, Stratigos AJ, et al. Diagnosis and treatment of Kaposi's sarcoma: European consensus-based interdisciplinary guideline (EDF/EADO/EORTC). Eur J Cancer 2019; 114:117–27.

14. Dañino-García M, Domínguez-Cruz JJ, Pérez-Ruiz C, et al. Características clínico-epidemiológicas del carcinoma de células de Merkel en una serie de 38 pacientes. Actas Dermosifiliogr 2019; 110:360–5.

15. Llombart B, Kindem S, Chust M. Actualización en el carcinoma de células de Merkel: claves de las técnicas de imagen, factores pronóstico, tratamiento y seguimiento. Actas Dermosifiliogr 2017; 108:98–107.

16. Soleymani T, Aasi SZ, Novoa R, Hollmig ST. Atypical Fibroxanthoma and Pleomorphic Dermal Sarcoma: Updates on Classification and Management. Dermatol Clin 2019; 37:253–9.

17. Chapman LW, Yu SS, Arron ST. Atypical Fibroxanthoma. Semin Cutan Med Surg 2019; 38:E65–6.

18. Sarac E, Yuksel M, Turkmen IC, Ozdemir M. Case for diagnosis. Atypical fibroxanthoma. An Bras Dermatol 2019; 94:239–41.

19. Merritt BG, Degesys CA, Brodland DG. Extramammary Paget Disease. Dermatol Clin 2019; 37:261–7.

20. Falto-Aizpurua L, Seyfer S, Krishnan B, Orengo I. Cutaneous metastasis of a pulmonary carcinoid tumor. Cutis 2017; 99:E13–5.

21. *Watts CG, Cust AE, Menzies SW, Mann GJ, Morton RL. Cost-Effectivenessof Skin Surveillance Through a Specialized Clinic for Patients at High Riskof Melanoma. J Clin Oncol. 2017 Jan;35(1):63–71.*

22. *Moscarella E, Tion I, Zalaudek I, Lallas A, Kyrgidis A, Longo C, et al. Bothshort-term and long-term dermoscopy monitoring is useful in detectingmelanoma in patients with multiple atypical nevi. J Eur Acad DermatolVenereol. 2017 Feb;31(2):247–51.*

23. Smedinga H, Verkouteren JAC, Steyerberg EW et al. Occurrence of metachronous basal cell carcinomas: a prognostic model. Br J Dermatol. 2017 Oct; 177(4):1113-1121.

24. Tejera-Vaquerizo A, Descalzo-Gallego M, Otero-Rivas M, Posada-García C, Rodríguez-Pazos L, Pastushenko I et al. Incidencia y mortalidad del cáncer cutáneo en España: revisión sistemática y metaanálisis. 2017.

25. Paucar K. Detectan seis casos de cáncer de piel en campaña de EsSalud | Página3 [Internet]. Página3. 2017 [Cited 13 Nov. 2022]. Available from: http://pagina3.pe/detectan-seis-casos-de-cancer-de-piel-en-campana-de-essalud.

26. T. J. Brinker et al., 'Deep learning outperformed 136 of 157 dermatologists in a head-to-head dermoscopic melanoma image classification task', Eur. J. Cancer, vol. 113, pp. 47–54, May 2019, doi: 10.1016/j.ejca.2019.04.001.

27. M. A. Marchetti et al., 'Results of the 2016 International Skin Imaging Collaboration International Symposium on Biomedical Imaging challenge: Comparison of the accuracy of computer algorithms to dermatologists for the diagnosis of melanoma from dermoscopic images', J. Am. Acad. Dermatol., vol. 78, no. 2. Feb. 2018, doi: 10.1016/j.jaad.2017.08.016.1016/j.ejca.2019.05.023.

28. H. A. Haenssle et al., 'Man against machine: diagnostic performance of a deep learning convolutional neural network for dermoscopic melanoma recognition in comparison to 58 dermatologists', Ann. Oncol., vol. 29, no. 8, Aug. 2018, doi: 10.1093/annonc/mdy166.

29. Department of Dermatology, The Warren Alpert Medical School, Brown University, Providence, RI, USA et al., 'Epidemiology of Melanoma', in Cutaneous Melanoma: Etiologyand Therapy, Department of Surgical Oncology, Fox Chase Cancer Center, Philadelphia,PA, USA, W. H. Ward, J. M. Farma, and Department of Surgical Oncology, Fox Chase Cancer Center, Philadelphia,PA, USA, Eds. Codon Publications, 2017. doi: 10.15586/codon.cutaneousmelanoma.2017.ch1.

30. C. Garbe et al., 'Time trends in incidence and mortality of cutaneous melanoma in Germany', J. Eur. Acad. Dermatol. Venereol., vol. 33, no. 7. Jul. 2019, doi: 10.1111/jdv.15322.

31. Martínez-Guerra EC, Sánchez-Uriarte ME, Medina-Bojórquez A, Torres S, Alcalá-Pérez D. Cáncer de piel en pacientes menores de 40 años. Dermatol Rev Mex [internet]. ene. 2017 [citado 28 Dic. 2022];61(1):[aprox. 7 p.]. Disponible en: http://www.medigraphic.com/pdfs/derrevmex/rmd-2017/rmd171b.pdf

32. González RR. Cáncer de piel, asunto a seguir [internet]. Vanguardia. 3 feb. 2018; Secc. Villa Clara [Citado 17 dic. 2022]. Disponible en: http://www.vanguardia.cu/villa-clara/10745-cancer-de-piel-asunto-a-seguir

33. Dias da Silva R, Inácio Dias MA. Incidencia del carcinoma basocelular y espinocelular en usuarios atendidos en un hospital de cáncer. REFACS. 2017; 5(2):228-34.

34. Iribarren BO, Ramírez SM, Madariaga GJA, Riveros FO, Valdés VC, Toledo SJ. Carcinoma de células basales y escamosas de piel. Serie de casos. Rev Chil Cir [Internet]. 2018 [Citado 2 Dic. 2022]; 70(4): [aprox. 6 p]. Disponible en: https://scielo.conicyt.cl/scielo.php?script=sci_arttext&pid=S0718-40262018000400315&lng=es

35. *NIH.Instituto nacional del Cáncer. Tratamiento del cáncer de piel (PDQ®) – Versión para pacientes. [Internet]. [Citado 2 Dic. 2022]* **Disponible en** https://www.cancer.gov/espanol/tipos/piel/paciente/tratamiento-piel-pdq

36. Clínic Barcelona. Tratamiento del Cáncer de Piel. [Internet]. 2018. [citado 16 Ene 2023]. Disponible en.https://www.clinicbarcelona.org/asistencia/enfermedades/cancer-de-piel/tratamiento

37. Mayo Clic. Cáncer de piel. [Internet]. 2018. [citado 16 Ene 2023].Disponible en. https://www.mayoclinic.org/es-es/diseases-conditions/skin-cancer/diagnosis-treatment/drc-20377608

38. Alcalá Pérez D, Carmona Contreras FP, González Gutiérrez JF. Carcinoma basocelular agresivo. Dermatología CMQ. [Internet]. 2018[Citado 14 Dic. 2022]; 16(2):134-137.

39. Bernia E, Llombart B, Serra-Guillén B, Bancalari E, Nagore E, Requena C, et al. Experiencia con vismodegib en carcinoma basocelular avanzado en un centro oncológico. Actas dermosifiliogr. [Internet].2018 [Citado 14 Dic. 2022]; 109(9):813-820.

40. Adachi K, Yoshida Y, Noma H, Goto H, Yamamoto O. Characteristics of multiple basal cell carcinomas: The first study on Japanese patients. J Dermatol. [Internet].2018 [Citado 14 Dic. 2022]; 45(10):1187-1190.

41. Castellano Maturell G, Nápoles Pastoriza DD, Niebla Chávez R, Berenguer Gouarnaluses M, Sánchez Álvarez JE. HeberFERON(R) en el tratamiento del carcinoma basocelular. Informe de caso. Rev 16 de Abril [Internet]. 2019 [Citado 14 Dic. 2022]; 58(271): [aprox. 3p]. Disponible en: https://www.rev16deabril.sld.cu/index.php/16_04/article/view/776

42. Bello Rivero I. A Synergistic immunotherapy for skin cancer. Health and Medicine. 2017 [acceso: 14/05/2019]. Disponible en: http://www.scientia.global/professor-iraldo-bello-rivero-synergistic-immunotherapy-skin-cancer/

43. Bello I, García Y, Duncan Y, Vázquez D, Santana H, Besada V, et al. HeberFERON, a new formulation of IFNs with improved pharmacodynamics: Perspective for cancer treatment. Seminars in Oncology. 2018;45:27-33. DOI: https://doi.org/10.1053/j.seminoncol.2018.04.007

44. López-Pupo N, Manganelly-Fonseca Y, Tablada-Robinet M, Jacas-Portuondo A, Girón-Maturell Y. Utilidad del HeberFERON® en pacientes con carcinoma basocelular. **MEDISAN** [Internet]. 2021 [citado 24 Ene 2023]; 25 (6): [aprox. 11 p.]. Disponible en: https://medisan.sld.cu/index.php/san/article/view/3867

45. Rojas Rondón I, Duncan Roberts Y, Gómez Cabrera C G, Ramírez García L K, Vigoa Aranguren L, Hernández Rodríguez R, Tuero Iglesias A, Bello Rivero I. Administración del Heberferon en el carcinoma basocelular palpebral a propósito de 2 casos. Available from: http://dx.doi.org/10.21931/RB/2016.01.02.6

46. Fuentes Mederos L, Mayo Abad O, Hidalgo Guerrero IL, Paz Pérez Z, Márquez Bravo D. Introducción y consistencia de la producción del Heberferon en la Planta de Productos Parenterales 3. RTQ [Internet]. 2018 [Citado 12 Dic. 2022]; 38(3):[aprox. 13 p].Disponible en: http://scielo.sld.cu/pdf/rtq/v38n3/rtq12318.pdf

47. Piña Rodríguez Y, Piña Russinyol JJ, Piña Rodríguez JJ, Castro Morillo AM, Darias Domínguez C. Dermatoscopia para establecer márgenes quirúrgicos mínimos en la resección de carcinomas basocelulares. Rev Med Electrón [en línea]. 2018 [Citado 2 Dic, 2022]; 40(1):[aprox. 9 p]. Disponible en: http://scielo.sld.cu/scielo.php?script=sci_arttext&pid=S1684-18242018000100012&lng=es

48. Darias Domínguez C, Garrido Celis J. Carcinoma basocelular. Un reto actual para el dermatólogo. Rev Med Electrón [en línea]. 2018 [Citado 21 Dic. 2022]; 40(1):[aprox. 10p]. Disponible en: http://www.revmedicaelectronica.sld.cu/index.php/rme/article/view/2498/3707

49. Rodríguez-Fonseca R, de-la-Rosa-Santana J, López-Wilson A, Santiesteban-Puerta S, Cabrera-Pérez C. Tratamiento con Heberferon en pacientes con carcinoma basocelular del Hospital Docente Clínico Quirúrgico "Dr. Miguel Enríquez", La Habana. Gaceta Médica Estudiantil [Internet]. 2020 [citado 17 Ene 2023]; 1 (2):[aprox. 10 p.]. Disponible en: https://revgacetaestudiantil.sld.cu/index.php/gme/article/view/30

50. López Pupo Natacha, Manganelly Fonseca Yarien, Tablada Robinet María Elena, Jacas Portuondo Ana Lucía, Girón Maturell Yaimaris. Utilidad del Heberferon® en pacientes con carcinoma basocelular. MEDISAN [Internet]. 2021 Dic [citado 2023 Ene 17]; 25(6): 1297-1308. Disponible en: http://scielo.sld.cu/scielo.php?script=sci_arttext&pid=S1029-30192021000601297&lng=es. Epub 03-Nov-2021.

51. Fahradyan A, Howell A, Wolfswinkel E, Tsuha M, Sheth P, Wong A. Updates on the management of non-melanoma skin cancer (NMSC). Healthcare. 2017[Citado 7 Dic. 2022]; 5(82):1-24. Disponible en: https://doi:10.3390/healthcare5040082

52. Bordelois-Abdo JA, López-Mateus M, Fernández-Ramírez I, Lagos-Ordóñez KJ. Caracterización del paciente adulto mayor con diagnóstico probable de cáncer de piel. Rev. inf. cient. [Internet]. Feb 2019 [citado 3 Nov. 2023]; 97(4):7-16. Disponible en: http://scielo.sld.cu/pdf/ric/v98n1/1028-9933-ric-98-01-7.pdf

53. Sánchez-Linares V, Rodríguez-Montagne D, Cifuentes-Suárez JP, Román-Simón M, Pérez-García C, Bello-Rivero I. Síndrome de Gorlin-Goltz. A propósito de un caso. Gac Méd Espirit [Internet]. Dic 2018 [citado 8 Nov. 2022]; 20(3):136-45. Disponible en: http://scielo.sld.cu/pdf/gme/v20n3/1608-8921-gme-20-03-136.pdf

54. Anasagasti-Angulo L, García-Vega Y, Collazo S, Jiménez-Barbán Y, Tijerino-Arrieta E, Ballester-Caballero Y, et al. HeberFERON, formulation based on IFNs alpha2b and gamma for the treatment of non-melanoma skin cancer. AMJ [Internet]. 2017 [Citado 1 Nov. 2022]; 10(6):509-15. Disponible en:
https://www.researchgate.net/profile/Yanelda_Garcia/publication/318191920_HeberFERON_formulation_based_on_IFNs_alpha2b_and_gamma_for_the_treatment_of_non-melanoma_skin_cancer/links/5a58ca64aca2727d60814ca3/HeberFERON-formulation-based-on-IFNs-alpha2b-and-gamma-for-the-treatment-of-non-melanoma-skin-cancer.pdf

55. Fernández-Martori M, Bello-Rivero I, Duncan-Roberts Y. Treatment of basal cell carcinoma with interferons alpha-2b and gamma in primary care. MEDICC Rev [Internet]. 2018 [Citado 6 Dic.2022];20(1):11-17. Disponible en: https://www.scielosp.org/pdf/medicc/2018.v20n1/11-17/en

56. Roque-Pérez L, González-Escudero M. HeberFERON: solución efectiva para el carcinoma basocelular. Rev. Electron. Zoilo [Internet]. 2019 [citado 2 Dic. 2022]; 44(3):[aprox. 11 p.]. Disponible en: http://revzoilomarinello.sld.cu/index.php/zmv/article/download/1713/pdf_589

57. Drake-Sosa DV, Rojas-Barlys L. HeberFERON en pacientes con carcinoma basocelular tratados en el municipio Puerto Padre, Las Tunas. Rev. Electrón. Zoilo [Internet]. 2018 [Citado 7 Dic. 2022]; 43(6):[aprox. 5 p.]. Disponible en: http://www.revzoilomarinello.sld.cu/index.php/zmv/article/download/1573/pdf_531

58. Diccionario de la lengua española. 21ra ed. Madrid: Espasa Calpe; 1994. Algoritmo; p.99.

59. CECMED. Resumen de las características del producto. HeberFERON®. Disponible en: https://www.cecmed.cu/sites/default/files/adjuntos/rcp/biologicos/rcp_heberferon

ANEXOS

Anexo 1

CONSENTIMIENTO INFORMADO

Yo, ____, doy mi aprobación para participar en la investigación que se realizará para caracterizar a un grupo de pacientes con cáncer cutáneo no melanoma y a los que deseen participar para lograr un conocimiento a la población sobre la misma, en el policlínico Francisco Peña Peña de Nuevitas. Se me ha explicado que mi participación es voluntaria y si no acepto o me retiro del estudio cuando lo considere, no se divulgara su nombre. Esta investigación solo se realiza con fines investigativos. Para que así conste y por mi libre voluntad, firmo este consentimiento informado junto con el médico que me brindó las explicaciones, a los _____ del mes _________________del año ___________

____

Firma del médico Firma del paciente

ANEXO 2

Encuesta.

Buenas tardes

En el día de hoy vamos a realizar una encuesta anónima para comprobar el conocimiento de ustedes que tienen sobre el cáncer de piel, esta investigación es de forma voluntaria para los que deseen participar y poder arribar a la conclusión de aplicar una intervención educativa y algoritmos para incrementar el conocimiento sobre el cancer4 de piel y su tratamiento.

Eda___ Sexo___

1. ¿Qué ustedes entienden por cáncer de piel?
    _______________________________---

2. ¿Qué factores de riesgos usted conoce que provoca el cáncer de piel?
    ____

3. ¿Qué medidas de protección usted conoce?
    ____

4. ¿Cómo usted implantaría alguna protección?
    ____

5. Usted si padece la enfermedad conoce del tratamiento médico.

Si__ NO__ ¿Cuáles? _______________

6. Recibes información por los centros de salud sobre la enfermedad.

Si___ No______

Anexo 3

Algoritmo para aplicar la intervención educativa a la poblacion en relacion al carcinoma basocelular.

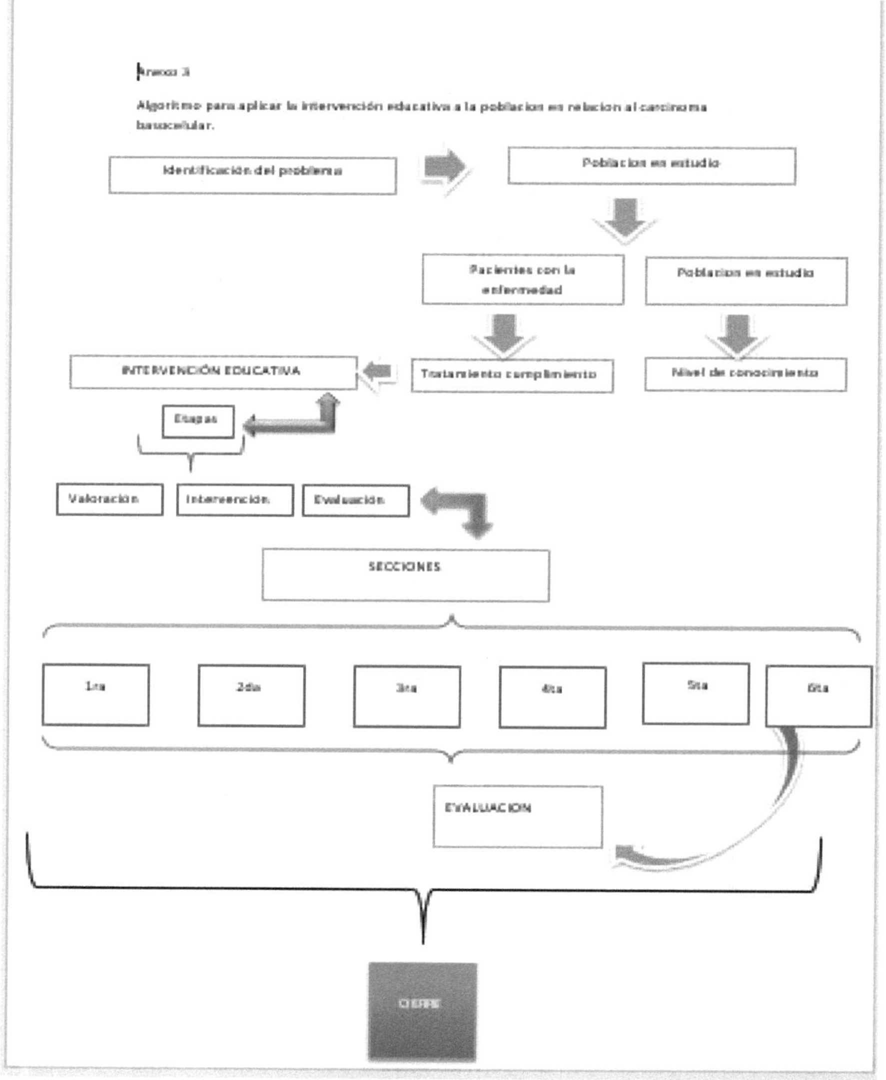

ANEXOS

Anexo 1

Cuestionario de consultas a los expertos

Todas las consultas que siguen, se refieren a estudios para perfeccionar el proceso de asistencia médica a los pacientes con carcinoma basocelular caracterizar a estos pacientes que pertenecen a las áreas de estudio determinó que existen dificultades no solo en el manejo, control y tratamiento si no en la población en estudio sobre la enfermedad. Por favor exprese su criterio sobre lo que se expondrá seguidamente, marcando con una X lo que seleccione para su criterio.

1-Existe la necesidad social de mejorar la asistencia médica a los pacientes con carcinoma basocelular debido al notable incremento del número de personas que llegan a la consulta en estadio avanzado de la enfermedad, con alteraciones funcionales y estéticas importantes, que determinan grados variables de invalidez y en algunos casos la muerte.
Adecuado___ Inadecuado___

2. El nivel de divulgación sobre los factores de riesgo, etiología, manifestaciones clínicas y complicaciones del cáncer cutáneo o carcinoma basocelular en los medios de difusión masiva, murales de hospitales, policlínicos y consultorios del médico de la familia es insuficiente y debe incrementarse.

Adecuado___ Inadecuado___
3-Si la población conoce los factores de riesgo, etiológicos y signos incipientes del carcinoma basocelular o Cáncer Cutáneo, podrá adoptar medidas que contribuyan a su prevención y diagnóstico precoz.
Adecuado___ Inadecuado___

4-En las personas que integran los grupos de riesgo es imprescindible la pesquisa y el tratamiento oportuno de las lesiones con la utilización del HeberFERON.

Adecuado___ Inadecuado___

5-La exploración del paciente debe incluir el examen cutáneo completo y se debe enseñar el autoexamen de piel.

 Adecuado___ Inadecuado__

6. Consideras que el diagnóstico precoz de la enfermedad evitas las complicaciones en estos pacientes

adecuado_____ Inadecuado______

7. La determinación del nivel de riesgo tumoral (bajo riesgo y alto riesgo, complicado o no) posibilita decidir el nivel de atención médica donde se realizará el tratamiento de los pacientes mediante el HeberFERON.

adecuado_____ Inadecuado______

8. Es indispensable el seguimiento clínico periódico de los enfermos después del tratamiento.

adecuado_____ Inadecuado______

9. La novedad está centrada en la creación de un algoritmo para la atención integral a los pacientes con carcinoma basocelular mediante la aplicación del HeberFERON y su eficacia en el tratamiento, a partir de las insuficiencias encontradas en el en la atención médica y de las diferentes definiciones del mismo.

adecuado_____ Inadecuado______

Anexo 5. Algoritmo para la atención integral a pacientes con carcinoma basocelular.

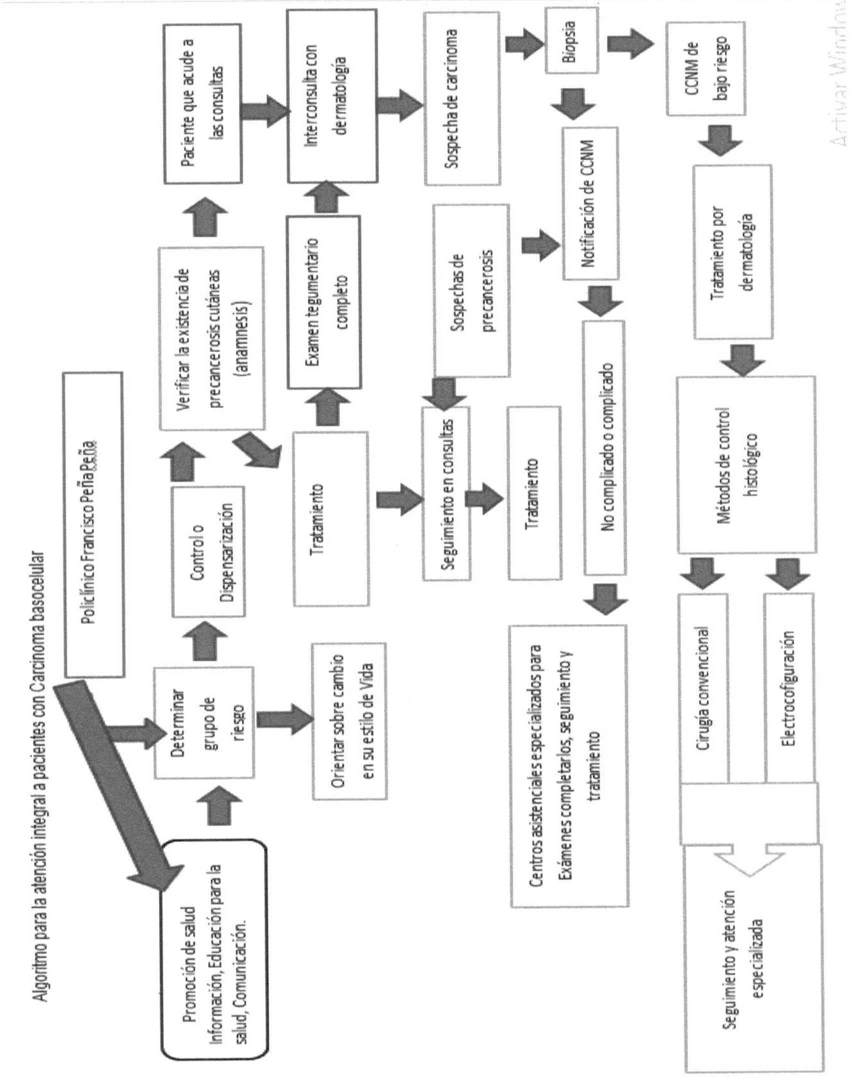

Algoritmo para la atención integral a pacientes con Carcinoma basocelular
Policlínico Francisco Peña Peña
Promoción de salud Información, Educación para la salud, Comunicación.
Determinar grupo de riesgo
Orientar sobre cambio en su estilo de Vida
Control o Dispensarización
Verificar la existencia de precancerosis cutáneas (anamnesis)
Paciente que acude a las consultas
Tratamiento
Examen tegumentario completo
Interconsulta con dermatología
Sospecha de carcinoma
Sospechas de precancerosis
Seguimiento en consultas
Tratamiento
Biopsia
Notificación de CCNM
No complicado o complicado
Centros asistenciales especializados para Exámenes completarlos, seguimiento y tratamiento
CCNM de bajo riesgo
Tratamiento por dermatología
Métodos de control histológico
Cirugía convencional
Electrocofiguración
Seguimiento y atención especializada

Anexo 6. Algoritmo para el tratamiento del carcinoma basocelular mediante el uso del HeberFERON®

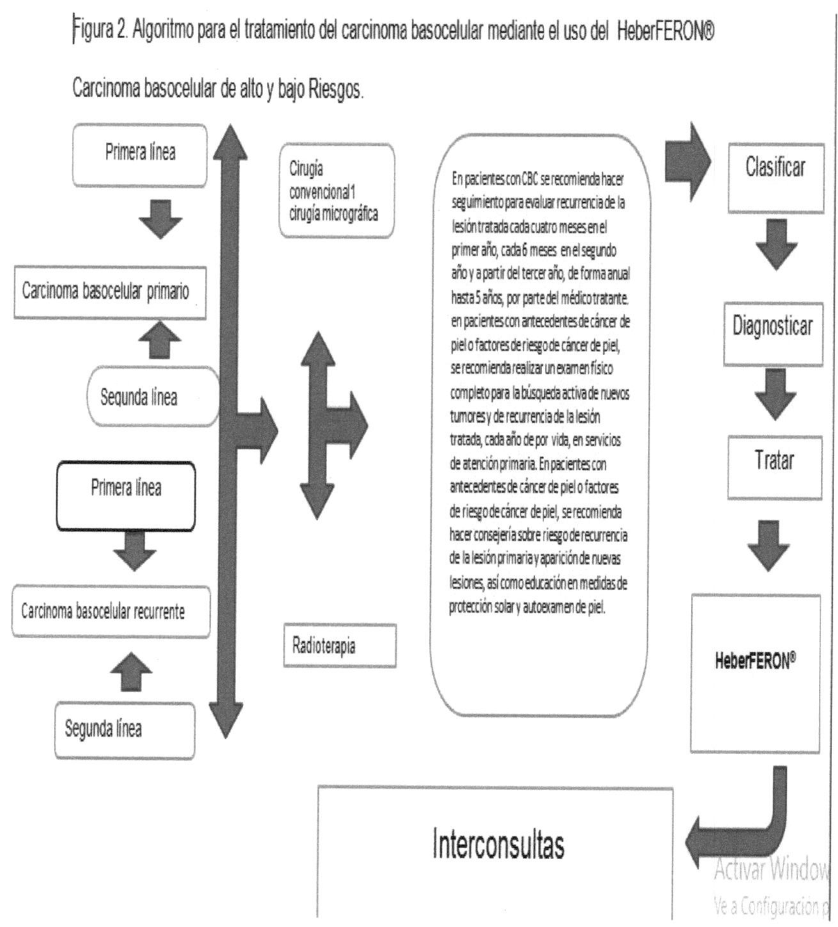

Figura 2. Algoritmo para el tratamiento del carcinoma basocelular mediante el uso del HeberFERON®

Carcinoma basocelular de alto y bajo Riesgos.

Autores:
Roger Rios Escobar
Leydis Suárez Ramos
Milaris Cabreja Heredia

Licenciado Roger Rios Escobar, Especializado en cuidados intensivos pediátricos, profesor auxiliar, investigador con una experiencia en la docencia y en la rama de la investigación, Ha publicado en revistas internacionales además ha participación en eventos de salud, actualmente colaborador de la prestigiosa Editorial académica española.

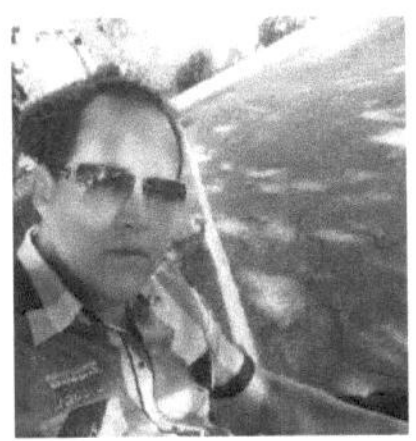

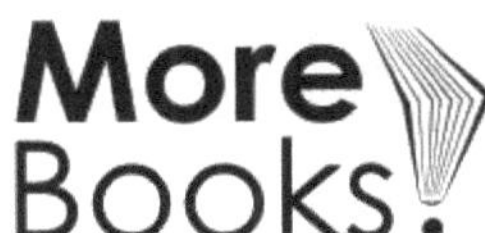

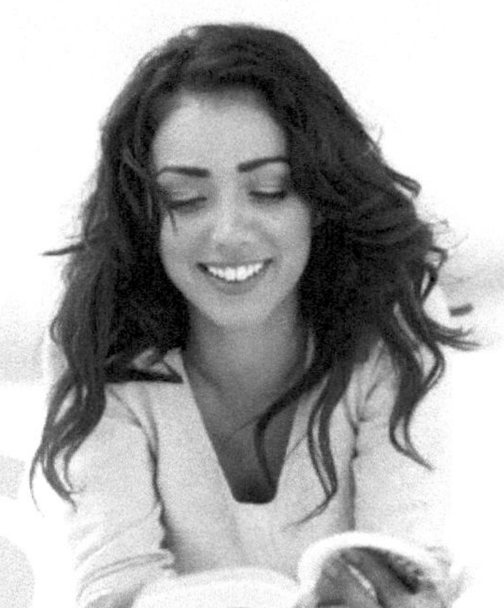

I want morebooks!

Buy your books fast and straightforward online - at one of world's fastest growing online book stores! Environmentally sound due to Print-on-Demand technologies.

Buy your books online at
www.morebooks.shop

¡Compre sus libros rápido y directo en internet, en una de las librerías en línea con mayor crecimiento en el mundo! Producción que protege el medio ambiente a través de las tecnologías de impresión bajo demanda.

Compre sus libros online en
www.morebooks.shop

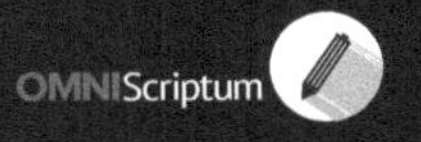

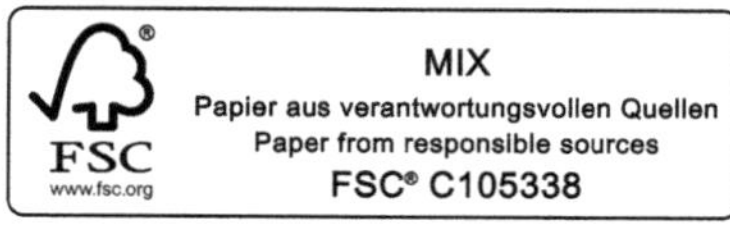

Printed by Books on Demand GmbH, Norderstedt / Germany